La Gastroenterologia in Tasca
a cura di F. Pace

Springer
Milano
Berlin
Heidelberg
New York
Barcelona
Hong Kong
London
Paris
Singapore
Tokyo

F. Pace • G. Bazzocchi

Psicogastroenterologia

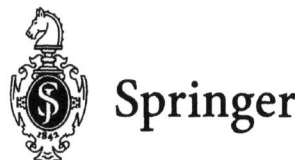 Springer

DR. F. PACE
Divisione di Gastroenterologia
Ospedale "L. Sacco"
Polo Universitario
Milano

DR. G. BAZZOCCHI
Laboratorio di Esplorazione
Funzionale Gastro-Intestinale
Ospedale Bellaria
Dip. di Medicina Interna
e Gastroenterologia
Università di Bologna

Gli Autori ringraziano per il prezioso contributo a questo volume il Dr. Rabih Chattat, Professore a contratto, Facoltà di Psicologia, la Dr. Daniela Ravaglia e la Dr. Silvia Varani, Psicologhe, Dip. di Psicologia, Università di Bologna.

Gli Autori desiderano ringraziare la Janssen-Cilag SpA per il supporto e la collaborazione alla realizzazione e diffusione dell'opera.

ISBN 88-470-0097-1

© Springer-Verlag Italia, Milano 1999

Quest'opera è protetta da diritto d'autore. Tutti i diritti, in particolare quelli relativi alla traduzione, alla ristampa, all'uso di figure e tabelle, alla citazione orale, alla trasmissione radiofonica o televisiva, alla riproduzione su microfilm, alla diversa riproduzione in qualsiasi altro modo e alla memorizzazione su impianti di elaborazione dati rimangono riservati anche nel caso di utilizzo parziale. Una riproduzione di quest'opera, oppure di parte di questa, è anche nel caso specifico solo ammessa nei limiti stabiliti dalla legge sul diritto d'autore, ed è soggetta all'autorizzazione dell'Editore Springer. La violazione delle norme comporta le sanzioni previste dalla legge.

La riproduzione di denominazioni generiche, di denominazioni registrate, marchi registrati, ecc. in quest'opera, anche in assenza di particolare indicazione, non consente di considerare tali denominazioni o marchi liberamente utilizzabili da chiunque ai sensi della legge sul marchio.

Responsabilità legale per i prodotti: l'Editore non può garantire l'esattezza delle indicazioni sui dosaggi e l'impiego dei prodotti menzionati nella presente opera. Il lettore dovrà di volta in volta verificarne l'esattezza consultando la bibliografia di pertinenza.

Progetto grafico della copertina: Simona Colombo
Impaginazione: Graphostudio, Milano
Stampato in Italia: Centro Grafico Ricordi, Milano

SPIN: 10755225

Indice generale

Introduzione 1

Integrazione tra Psicologia/Psichiatria e Gastroenterologia 2

Epidemiologia dei disturbi psichiatrici
nei disturbi funzionali digestivi. 8

Comorbidità psichiatrica (e psicosociale)
nei disturbi funzionali digestivi. 34

Valutazione psicologica dei pazienti
con disturbi funzionali digestivi 44

Terapia dei disturbi psichici associati ai
disturbi funzionali digestivi. 56

Glossario 66

Bibliografia essenziale 74

Presentazione alla collana

L'aggiornamento continuo in Medicina è una necessità oggettiva: il tasso di obsolescenza delle cognizioni mediche è stato stimato intorno al 50% ogni 5 anni; e se lo Specialista ha a sua disposizione riviste e manuali che facilitano il compito, il Medico pratico o l'Internista generalista trovano la situazione più frustrante.

L'idea della collana **La gastroenterologia in tasca** è quella di realizzare un testo monografico, con un numero di pagine contenutissimo ed una veste grafica (50% testo e 50% figure, tabelle o schemi) che consentano in meno di 2 ore un approfondimento sufficiente su di un argomento di rilevanza gastroenterologica particolare.

Nel tempo necessario a vedere un film, e (sperabilmente) con lo stesso piacere, sarà possibile una "full-immersion" su temi come la dispepsia funzionale, la malattia da reflusso gastroesofageo, l'infezione da *Helicobacter pylori*, la sindrome dell'intestino irritabile, per non citare che i primi 4 titoli della collana. Il prezzo contenuto del volume, e la sua ridottissima dimensione, pensiamo costituiscano gradite caratteristiche di queste monografie "pocket".

Quanto al contenuto scientifico, non spetta certo al Curatore della collana discuterne; gli obiettivi, tuttavia, sono quelli di fornire, in forma particolarmente sintetica, tutto ciò che la più recente letteratura specialistica ha acquisito come rilevante, veicolando l'informazione per quanto possibile in forma grafica, e riducendo ad un minimo indispensabile le voci bibliografiche.

Dr. F. Pace

Introduzione

Il titolo di questo volumetto rappresenta la sintesi tra due discipline, la gastroenterologia e la psicologia/psichiatria, che nel nostro contesto sanitario, in particolare ospedaliero, si trovano spesso in condizione di non contiguità e soprattutto di non comunicabilità.

I rapporti tra malattie gastrointestinali, ed in particolare quelle cosiddette "funzionali" e i disturbi psichici sono viceversa bidirezionali e molto stretti e pertanto una integrazione ci pare necessaria. Se il background culturale medio del medico accetta confusamente l'esistenza di una medicina "psicosomatica", nel senso che riconosce la possibilità di alterazioni fisiche conseguenti a disagi psicologici, è anche vero che raramente egli si pone il problema delle interazioni tra influenze fisiche, sociali e psicologiche nel determinismo dei sintomi e delle patologie funzionali osservate nei propri pazienti, o nelle modalità di richiesta di cura.

Scopo esplicito di questo volume è quello di iniziare a colmare il "gap" di conoscenze, ed aiutare il medico nella rilevazione delle componenti psicologiche osservabili nei pazienti con disturbi funzionali digestivi.

Dicembre 1999   *Gli Autori*

Integrazione tra Psicologia/Psichiatria e Gastroenterologia

L'evoluzione dei rapporti tra psicologia (e psichiatria) e gastroenterologia rispecchia più in generale l'evoluzione della medicina: schematicamente, si possono distinguere tre fasi principali (Tab. 1):
a) dall'antichità al XIX secolo;
b) la prima metà del XX secolo;
c) la gastroenterologia psicosomatica contemporanea.

a) Dall'antichità al XIX secolo
Il modello di malattia proposto dagli antichi greci è definito "olistico", corpo e mente sono un tutt'uno (olos) indivisibile. I sintomi somatici e psicologici riflettono sia gli aspetti emotivo-spirituali che il ruolo fisico dei diversi organi all'interno del corpo.

Questa modalità di approccio era basata principalmente su costrutti filosofici e su osservazioni cliniche limitate, ma ha profondamente influenzato fino al Rinascimento la medicina antica. Lo sviluppo dell'anatomia e della fisiologia e la pratica della dissezione degli organi portano all'affermazione del dualismo cartesiano, secondo il quale mente e corpo sono separati e distinti. Tale rigida separazione diviene dominante nei tre secoli successivi, e culmina con il modello microbiologico, legato ai lavori di Koch e Pasteur, che comporta una scarsa attenzione ai fattori psicosociali.

Tabella 1. Integrazione tra Psichiatria e Gastroenterologia

Periodo storico	Modello di malattia
Antichità ⇒ XIX secolo	a) Olistico (mente e corpo = tutt'uno) b) Dualistico cartesiano (mente ≠ corpo)
1900 ⇒ 1950 (circa)	a) Influenza psicanalitica (conflitti inconsci alla base di alcuni sintomi somatici) b) Influenza psicosomatica (alcune malattie sono originate dall'effetto dello stress psichico su organi bersaglio)
1950 ⇒ giorni nostri	a) Modello biopsicosociale (integrazione dei fattori sociali, ambientali, e biologici come causa di malattia e sintomi)

b) La prima metà del 20° secolo

Il rapporto tra fattori psicosociali e disturbi gastrointestinali si arricchisce, tra la fine dell'Ottocento e l'inizio del Novecento, grazie al pensiero psicoanalitico. L'opera di Sigmund Freud, in particolare le osservazioni sull'importanza delle funzioni orali e anali e sul loro stretto rapporto con i meccanismi dello sviluppo psicologico, creano un notevole interesse sulle relazioni tra questo e le funzioni dell'apparato gastrointestinale.

Il concetto di isteria di conversione sottolinea il ruolo dei conflitti psicologici "inconsci" nella manifestazione di sintomi somatici severi. Il concetto di conversione viene poi applicato da Ferenczi agli organi innervati dal sistema nervoso autonomo, e da Groddeck esteso poi ad altri sintomi somatici quali febbre, emorragia ed altro.

È necessario attendere il 1950 per avere una formulazione teorica completa riguardante la base psicologica di diverse malattie organiche: Franz Alexander e la scuola di Chicago danno un notevole impulso al concetto di medicina psicosomatica, postulando che alcune malattie, in particolare l'asma, l'artrite reumatoide, la tireotossicosi, l'ipertensione essenziale, la neurodermatite, l'ulcera peptica e la colite ulcerosa, dipendessero dall'azione dello stress psichico protratto su organi-bersaglio specifici. Questa teoria incontrò molto successo, anche se, come peraltro accade per una notevole parte dell'approccio psicoanalitico, risulta molto fragile sul piano della metodologia, essendo basata più sull'osservazione aneddotica e sulla speculazione teoretica, che sulla verifica clinica sperimentale.

Nello stesso periodo, peraltro, la ricerca medica e tecnologica porta a notevoli progressi nelle conoscenze fisiopatologiche, ad esempio con la definizione del ruolo importante dei fattori biologici in malattie come l'ulcera duodenale e la colite ulcerosa. Ciò rinnova la scissione tra somatico e psichico e accende un forte scetticismo, in ambito medico, sull'importanza dei fattori psicologici nelle malattie.

c) La gastroenterologia psicosomatica contemporanea

Fino alla seconda metà degli anni Settanta, il modello medico e il modello psicologico di salute e di malattia sono rimasti divisi e sotto certi aspetti in concorrenza tra loro per affermare la primarietà dei fattori organici o psicologici nell'eziologia delle malattie.

Il salto di qualità si opera nel 1977, quando George Engel propone il modello biopsicosociale, che integra i fattori sociali, ambientali e psicologici a quelli più squisitamente biologici nel determinismo di una malattia e nella sua manifestazione sintomatica (Fig. 1).

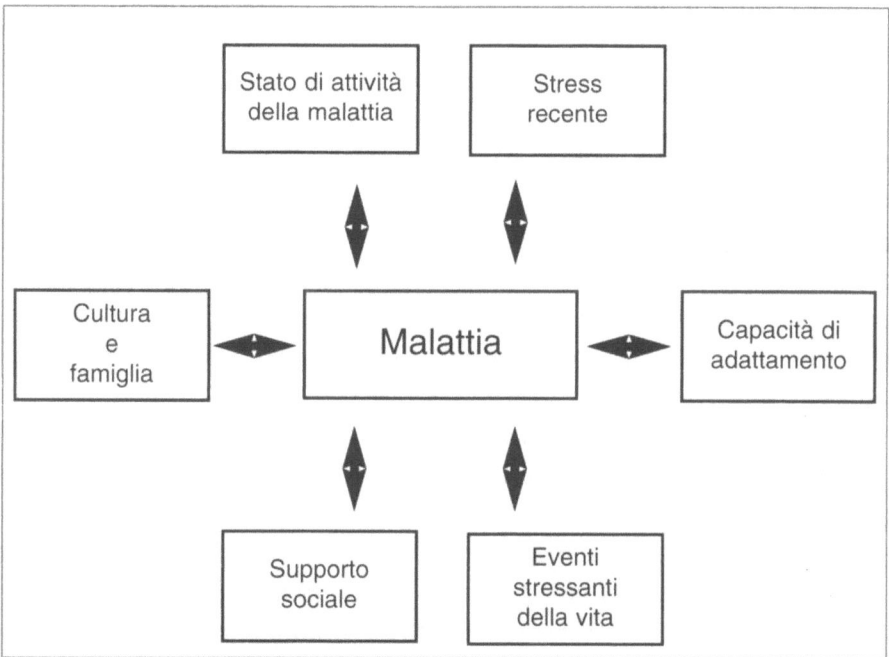

Fig. 1. Modello biopsicosociale di malattia. La malattia è mostrata come risultato di sottosistemi biologici e psicosociali multipli interagenti che a sua volta essa influenza [Riprodotta da: Drossman DA (1993) Psychosocial considerations in Gastroenterology. In: Gastrointestinal Disease, 5th ed. WB Saunders, Philadelphia]

Secondo tale modello, i processi morbosi sono influenzati da tali variabili che interagiscono tra loro in modo complesso causando sia il sintomo somatico sia il danno organico. Il modello di Engel ha ricevuto numerose conferme sperimentali, anche nel campo delle malattie funzionali digestive, in particolare nella sindrome del colon irritabile, dove vari trials clinici hanno ad esempio dimostrato la maggiore efficacia di un approccio integrato farmacologico e psicologico rispetto alla semplice terapia medica.

Parallelamente, non si deve dimenticare l'enorme impulso che è stato dato alla psichiatria moderna con l'elaborazione del Diagnostic and Statistical Manual of Mental Disorders (DSM), pubblicato dall'American Psychiatric Association nel 1952, e che ha portato poi alla terminologia e classificazione adottati dalla Organizzazione Mondiale della Sanità con l'International Classification of Diseases (ICD).

Tale nuovo sistema di classificazione dei disturbi psichiatrici, basato sul sintomo ed elaborato con criteri operazionali, criteri cioè da creare, convalidare ed eventualmente modificare attraverso un processo continuo di validazione e revisione (che ha portato all'attuale DSM-IV) è alla base dei criteri di Roma, adottati circa un decennio fa per standardizzare e classificare i disturbi funzionali digestivi. È da notare che l'adozione dei criteri di Roma ha rappresentato per la Gastroenterologia un progresso simile all'adozione del DSM.

Ulteriori sviluppi concettuali sono rappresentati dall'affinamento degli strumenti per la valutazione degli eventi stressanti (scala di Holmes e Rahe), dall'indagine riguardante nuove dimensioni psicologiche quali il "disagio psicologico", lo stile di "coping" (cioè di contrapposizione alla malattia), il comportamento di malattia ("illness behaviour"), l'alexitimia, il supporto sociale, lo stato di funzionamento sociale, e le valutazioni epidemiologiche (in particolare per opera di Drossman e Whitehead, vedi prossimo paragrafo), ed infine, dalla nascita di discipline quali la psiconeuroimmunologia, disciplina che studia le correlazioni tra mente, comportamento e sistema immune, occupandosi in particolare delle risposte allo stress cronico in termini di stato cognitivo e affettivo del paziente; o la psiconeuroendocrinologia. Pur occupandosi di territori contigui alla psicogastroenterologia, per entrambe si tratta di importanti branche dello studio della relazione corpo-mente.

Epidemiologia dei disturbi psichiatrici nei disturbi funzionali digestivi

In questo paragrafo verrà brevemente considerata dapprima la presenza di disturbi psichiatrici in generale nei disturbi funzionali gastrointestinali (DFG), e poi all'interno dei singoli disturbi funzionali.

I disturbi funzionali digestivi hanno ricevuto una classificazione terminologica e diagnostica solo nel recente passato, con l'adozione dei già citati criteri di Roma. Essi vengono definiti come "una combinazione variabile di sintomi gastrointestinali cronici ricorrenti non spiegabili con alterazioni strutturali o biochimiche". Un elenco dei DFG è fornito nella Tabella 2.

Numerosi studi epidemiologici condotti a livello internazionale hanno evidenziato come i Disturbi Funzionali Gastrointestinali siano fortemente rappresentati all'interno della popolazione sia generale che ambulatoriale. Di conseguenza, si rende necessario strutturare un iter diagnostico-terapeutico in grado di gestire adeguatamente la complessità clinica che caratterizza tali situazioni.

I DFG infatti, comprendono un insieme di sindromi particolarmente eterogeneo e difficilmente classificabile, così che la loro presa in carico appare problematica sia sul piano del trattamento che della prognosi. Questi disturbi costituiscono il 50% di tutte le visite in ambito gastroenterologico, con costi elevatissimi, che negli Stati Uniti sono stati calcolati attorno al 12% della spesa sanitaria globale, relativi alle numerose indagini, ai ricoveri e alle terapie; un altro rischio è quello della cronicizzazione che comporta complicanze e ulteriore morbilità.

Tabella 2. Disturbi funzionali gastrointestinali (DFG)

A. Disturbi esofagei
1. Globo
2. Sindrome da ruminazione
3. Dolore toracico funzionale di presumibile origine esofagea
4. Pirosi funzionale
5. Disfagia funzionale
6. Disturbi funzionali esofagei non specificati

B. Disturbi gastrointestinali
1. Dispepsia funzionale
   a. dispepsia simil-ulcerosa
   b. dispepsia simil-dismotilità
   c. dispepsia non specificata
2. Aerofagia

C. Disturbi intestinali
1. Sindrome dell'intestino irritabile
2. Meteorismo addominale funzionale
3. Stipsi funzionale
4. Diarrea funzionale
5. Disturbi intestinali non specificati

D. Dolore addominale funzionale
1. Sindrome da dolore addominale funzionale
2. Dolore addominale funzionale non specificato

E. Disturbi biliari
1. Disfunzione della colecisti
2. Disfunzione dello sfintere di Oddì

F. Disturbi ano-rettali
1. Incontinenza funzionale
2. Dolore ano-rettale funzionale
   a. sindrome del muscolo elevatore dell'ano
   b. proctalgia fugax
3. Dischezia
   a. dissinergia del pavimento pelvico
   b. disfunzione dello sfintere anale interno
4. Disturbi funzionali ano-rettali non specificati

La prevalenza dei DFG risulta elevata anche all'interno della popolazione generale, attestandosi tra il 9 ed il 17% a seconda delle casistiche. Questo significa che soltanto una piccola parte dei soggetti che presentano disturbi digestivi, alterazioni dell'alvo, "discomfort" addominale, ecc., decidono di richiedere un intervento medico a scopo diagnostico e/o terapeutico. La decisione di rivolgersi ad un medico, di base o specialista, per i propri disturbi, non sembra essere condizionata dalla presenza di una maggiore intensità o da una modificazione dei sintomi, ma piuttosto determinata da variabili psicosociali ed ambientali e dalla presenza di particolari condizioni psicologiche.

In una grande ricerca mediante questionario effettuata negli USA e che ha coinvolto oltre 8000 soggetti, le quattro regioni anatomiche più frequentemente descritte come interessate dai sintomi erano l'esofago (42%), lo stomaco-duodeno (26%), l'intestino (44%) e la regione anorettale (26%), con una notevole sovrapposizione (Fig. 2).

I più frequenti DFG nella pratica clinica sono rappresentati dalla sindrome dell'intestino irritabile e dalla dispepsia, che in un terzo rispettivamente dei casi coesistono.

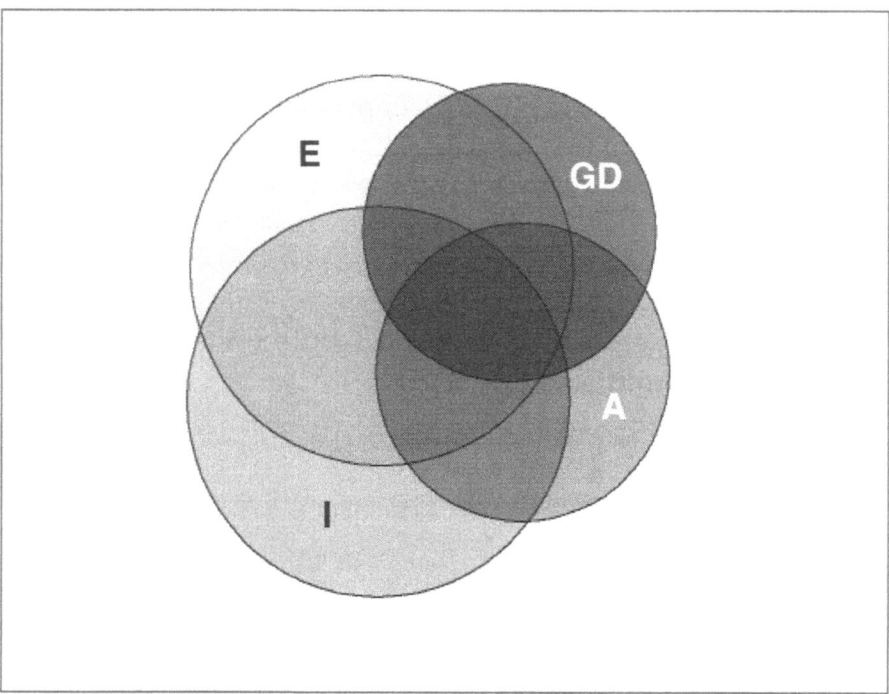

Fig. 2. Rappresentazione schematica delle frequenze dei vari DFG e delle loro associazioni tra le persone che hanno risposto all'indagine. A= anorettale; E= esofageo; GD= Gastro-duodenale; I= Intestinale [Riprodotta da: Drossman DA et al (1993) Household survey of functional GI disorders: prevalence, sociodemography and health impact. Dig Dis Sci 38:1569-1580]

Non esistono al momento attuale studi diretti che hanno valutato la prevalenza di alterazioni psichiatriche di Asse I (cioè tutti i disturbi psichiatrici eccetto i disturbi di personalità e i ritardi mentali) in pazienti con DFG nella popolazione generale. Uno studio recentemente condotto dal nostro gruppo di ricerca ha evidenziato come, utilizzando i criteri diagnostici del DSM IV, le diagnosi psichiatriche più frequenti tra i pazienti che soffrono di DFG risultino essere il Disturbo d'Ansia Generalizzato (DAG) e l'Episodio Depressivo Maggiore (DM), seguite dal Disturbo Somatoforme (DS) (per i criteri diagnostici, vedi Tabb. 3, 4).

Tabella 3. Definizioni dal DSM IV di Disturbo d'Ansia Generalizzato

Devono essere presenti almeno 3 dei seguenti criteri:
1) Sono presenti ansia e preoccupazione (attesa apprensiva) eccessive, che si manifestano per la maggior parte del tempo per almeno 6 mesi, nei riguardi di una quantità di eventi o attività
2) L'individuo ha difficoltà a controllare la preoccupazione
3) L'ansia e la preoccupazione sono accompagnate da almeno tre sintomi addizionali da un elenco che include irrequietezza, facile affaticabilità, difficoltà a concentrarsi, irritabilità, tensione muscolare, e sonno disturbato (nei bambini è richiesto un solo sintomo addizionale)
4) L'oggetto dell'ansia e della preoccupazione non è limitato alle manifestazioni di un altro disturbo di Asse I, come avere un Attacco di Panico (come nel Disturbo di Panico), rimanere imbarazzati in pubblico (come nella Fobia Sociale), essere contaminati (come nel Disturbo Ossessivo-Compulsivo), essere lontani da casa o dai familiari più stretti (come nel Disturbo d'Ansia di Separazione), aumentare di peso (come nell'Anoressia Nervosa), lamentele fisiche multiple (come nel Disturbo di Somatizzazione), o avere una grave malattia (come nell'Ipocondria), e l'ansia e la preoccupazione non si manifestano esclusivamente durante il Disturbo Post-traumatico da Stress
5) Sebbene non sempre gli individui con Disturbo d'Ansia Generalizzato possano riconoscere le preoccupazioni come "eccessive", essi riferiscono un disagio soggettivo dovuto alla preoccupazione costante, hanno difficoltà a controllare la preoccupazione, o presentano una conseguente compromissione del funzionamento sociale, lavorativo o di altre aree importanti
6) Il disturbo non è dovuto agli effetti fisiologici diretti di una sostanza (cioè una droga di abuso, un farmaco, o l'esposizione ad una tossina) o di una condizione medica generale, e non si manifesta esclusivamente durante un Disturbo dell'Umore, un Disturbo Psicotico o un Disturbo Pervasivo dello Sviluppo

Tabella 4. Definizioni dal DSM IV di Episodio Depressivo Maggiore

La caratteristica essenziale di un Episodio Depressivo Maggiore è un periodo di almeno 2 settimane durante il quale è presente depressione dell'umore o perdita di interesse o di piacere per quasi tutte le attività. Nei bambini e negli adolescenti l'umore può essere irritabile anziché triste.
L'individuo deve anche presentare almeno altri quattro sintomi di una lista che includa
  a) alterazioni dell'appetito o del peso, del sonno e dell'attività psicomotoria;
  b) ridotta energia;
  c) sentimenti di svalutazione o di colpa;
  d) difficoltà a pensare, concentrarsi o prendere decisioni;
  e) oppure ricorrenti pensieri di morte o ideazione suicidaria, pianificazione o tentativi di suicidio

Un sintomo, per condurre ad una diagnosi di Episodio Depressivo Maggiore, deve essere di nuova comparsa o nettamente peggiorato rispetto allo stato premorboso del soggetto.
I sintomi devono persistere per la maggior parte del giorno, quasi ogni giorno, per almeno 2 settimane consecutive. L'episodio deve essere accompagnato da disagio o menomazione sociale, lavorativa, o di altre aree importanti del funzionamento, clinicamente significativi. Per alcuni individui, con episodi più lievi, il funzionamento può apparire normale, ma richiede uno sforzo marcatamente superiore.

A questo proposito è bene sottolineare il caso abbastanza frequente di comorbidità tra un Disturbo d'Ansia Generalizzato ed una diarrea di origine infettiva, nel quale la sollecitazione della motilità intestinale indotta dal continuato stato ansioso concorre a complicare visibilmente il quadro clinico complessivo. A tali disturbi psicopatologici sono poi associati, con elevata incidenza, diagnosi accessorie che includono aspetti subclinici di tipo disforico, la presenza di Ansia Fobica o il già citato Disturbo da Attacchi di Panico (per i criteri, vedi Tab. 5), il Disturbo Ossessivo-Compulsivo (per i criteri diagnostici vedi Tab. 6).

Tabella 5. Criteri di definizione secondo il DSM IV di Attacco di Panico

Un periodo preciso di paura o disagio intensi e accompagnati da almeno 4 sintomi somatici o cognitivi su 13. L'attacco ha un inizio improvviso, raggiunge rapidamente l'apice (di solito in 10 minuti o meno), ed è spesso accompagnato da un senso di pericolo o di catastrofe imminente e da urgenza di allontanarsi.

I 13 sintomi somatici o cognitivi sono
1) palpitazioni
2) sudorazione
3) tremori fini o a grandi scosse
4) dispnea o sensazione di soffocamento
5) sensazione di asfissia
6) dolore o fastidio al petto
7) nausea o disturbi addominali
8) vertigini o sensazione di testa vuota
9) derealizzazione o depersonalizzazione
10) paura di perdere il controllo o di "impazzire"
11) paura di morire
12) parestesie e brividi
13) vampate di calore.

Gli attacchi che soddisfano tutti gli altri criteri, ma sono caratterizzati da meno di 4 sintomi somatici o cognitivi, sono considerati attacchi paucisintomatici.

Tabella 6. Criteri di definizione secondo il DSM IV di Disturbo Ossessivo-Compulsivo

---

A. Ossessioni

1) pensieri, impulsi o immagini ricorrenti e persistenti, vissuti in qualche momento nel corso del disturbo, come intrusivi o inappropriati, e che causano ansia o disagio marcati
2) i pensieri, gli impulsi o le immagini non sono semplicemente eccessive preoccupazioni per i problemi della vita reale
3) la persona tenta di ignorare o sopprimere tali pensieri, impulsi o immagini, o di neutralizzarli con altri pensieri o azioni
4) la persona riconosce che i pensieri, gli impulsi o le immagini ossessive sono un prodotto della propria mente (e non imposti dall'esterno come nell'inserzione del pensiero)

B. Compulsioni

1) Comportamenti ripetitivi (per es. lavarsi le mani, riordinare, controllare) o azioni mentali (per es. pregare, contare, ripetere parole mentalmente) che la persona si sente obbligata a mettere in atto in risposta ad un'ossessione, o secondo regole che devono essere applicate rigidamente
2) I comportamenti o le azioni mentali sono volti a prevenire o ridurre il disagio, o a prevenire alcuni eventi o situazioni temuti; comunque questi comportamenti non sono collegati in modo realistico con ciò che sono designati a neutralizare o a prevenire, oppure sono chiaramente eccessivi.

C. In qualche momento nel corso del disturbo la persona ha riconosciuto che le ossessioni o le compulsioni sono eccessive o irragionevoli. Questi requisiti non si applicano ai bambini, poiché può mancare una consapevolezza cognitiva sufficiente per formulare questo giudizio.

D. Le ossessioni o compulsioni devono causare disagio marcato, far consumare tempo (richiedere più di 1 ora al giorno), o interferire significativamente con la routine normale dell'individuo, con il funzionamento lavorativo, con le attività sociali, o con le relazioni con gli altri

E. Se è presente un altro disturbo di Asse I, il contenuto delle ossessioni o delle compulsioni non è limitato ad esso

F. Il disturbo non è dovuto agli effetti fisiologici diretti di una sostanza (per es. una droga di abuso, un farmaco) o di una condizione medica generale

Specificazione

Con Scarso Insight. Questa specificazione può essere applicata quando, per la maggior parte del tempo durante l'attuale episodio, l'individuo non riconosce che le ossessioni o le compulsioni sono eccessive o irragionevoli.

Un recente studio (Epidemiologic Catchment Area Project), condotto su una vasta popolazione (circa 20 000 soggetti) campionata a random e sottoposta ad indagine psichiatrica mediante intervista strutturata, può essere utilizzato per ricavare dati circa la prevalenza "lifetime" di DFG e di disturbi psichiatrici.

Nella Tabella 7 sono riportati i valori di prevalenza per i 4 sintomi gastrointestinali presi in esame (dolore addominale, meteorismo, stipsi e diarrea), statificati in base alla possibilità di riconoscere o meno una causa medica per essi. Dalla tabella si evince come le donne abbiano una prevalenza "lifetime" maggiore di sintomi gastrointestinali, e come, in entrambi i sessi, meteorismo e stipsi siano più frequentemente non spiegati sulla base di cause organiche.

Nella Tab. 8 sono riportati i tassi di diagnosi psichiatriche in sog-

Tabella 7. Prevalenza dei sintomi gastrointestinali nella popolazione studiata

Sintomo	Uomini (%)	Donne (%)
Dolore addominale:		
cause mediche	13.8	5.9
non spiegato	17.6	7.7
Meteorismo:		
cause mediche	4.1	6.0
non spiegato	7.5	11.1
Diarrea:		
cause mediche	3.8	3.1
non spiegata	5.1	5.1
Stipsi:		
cause mediche	2.5	3.8
non spiegata	5.5	12.7

[Modificata da: North CS et al (1996) Gastrointestinal symptoms and psychiatric disorders in the general population. Findings from NIMH epidemiologic catchment area. Dig Dis Sci 41:633-640]

getti con e senza sintomi gastrointestinali, e i relativi valori di significatività statistica. Si può osservare come i soggetti che riportano due o più sintomi gastrointestinali abbiano una maggiore frequenza di diagnosi psichiatrica. Nel sesso femminile, la più frequente diagnosi psichiatrica descritta dai soggetti con due o più sintomi gastrointestinali è la fobia (34%) seguita dalla depressione maggiore (11%) e dall'alcolismo (7%). Nel sesso maschile, l'alcolismo è riportato come prima diagnosi psichiatrica (34%), seguito da fobia (23%) e da abuso di farmaci (8%). Da notare come la metà degli uomini (50.7%) e poco meno della metà delle donne (45.1%) con due o più sintomi gastrointestinali soddisfi i criteri per una qualsiasi diagnosi psichiatrica.

Tabella 8. Prevalenza di patologia psichiatrica nel corso della vita in soggetti con due o più sintomi gastrointestinali rispetto a soggetti con meno di due sintomi

Diagnosi psichiatrica "lifetime"	Uomini Diagnosi psichiatrica (%) se ≥2 sintomi GI:			Donne Diagnosi psichiatrica (%) se ≥2 sintomi GI:		
	presenti	*assenti*	*p*	*presenti*	*assenti*	*p*
Depressione unipolare (maggiore)	7.1	2.7	0.006	11.2	4.6	0.001
Mania	0.6	0.4	0.54	1.2	0.4	0.4
Schizofrenia	1.9	0.5	0.15	1.7	0.6	0.4
Disturbo panico	2.8	0.7	0.03	4.8	1.2	0.001
Fobia	23.0	10.8	0.001	34.4	19.2	0.001
Disturbo ossessivo-compulsivo	2.9	1.5	0.39	3.7	1.9	0.02
Disturbo da somatizzazione	0.4	0	0.53	2.2	0	0.02
Abuso di alcol	33.6	23.3	0.001	7.2	4.1	0.01
Abuso di farmaci	8.3	6.1	0.16	5.1	3.3	0.06
Qualsiasi diagnosi	50.7	34.3	0.001	45.1	27.1	0.001

[Modificata da: North CS et al (1996) Gastrointestinal symptoms and psychiatric disorders in the general population. Findings from NIMH epidemiologic catchment area. Dig Dis Sci 41:633-640]

Lo studio si è poi anche occupato della relazione inversa, cioè la percentuale di sintomi gastrointestinali in pazienti con e senza diagnosi psichiatriche nel corso della propria vita. I dati sono presentati dalla Tabella 9. Anche in questo caso, la percentuale di pazienti che riportano una diagnosi psichiatrica è maggiore (quasi doppia) se sono presenti due o più sintomi gastrointestinali rispetto a chi ne presenta uno o nessuno. La percentuale maggiore di soggetti che riferiscono più sintomi gastrointestinali si osserva, in entrambi i sessi, nel disturbo da somatizzazione.

In questo studio, si può ragionevolmente assumere che la prevalenza "lifetime" dei soggetti che riportano due o più disturbi gastrointestinali coincida con quella di soggetti con disturbi funzionali digestivi; nella metà circa di questi soggetti, è stata posta almeno una volta, nel corso della vita, una diagnosi psichiatrica.

La conclusione che si può trarre da questi dati è che è molto importante tanto per il medico di base, quanto per l'internista o il gastroenterologo, di effettuare uno "screening" per disturbi psichiatrici in chi è portatore di un DFG. Tale screening andrebbe fatto il più precocemente possibile, se è vero come molti studi hanno dimostrato, che la patologia psichiatrica nella popolazione generale è notevolmente sottostimata. Un corollario di questa ricerca è che la frequenza putativa di DFG è quasi doppia in soggetti con una diagnosi psichiatrica "lifetime": in particolare, è molto interessante la elevatissima frequenza di soggetti con disturbo da somatizzazione che riportano due o più sintomi gastrointestinali.

Tabella 9. Prevalenza di anamnesi "lifetime" positiva per ≥ 2 sintomi gastrointestinali in soggetti con o senza diagnosi psichiatrica

Diagnosi psichiatrica "lifetime"	Uomini Presenza di ≥2 sintomi GI (%) se la diagnosi psichiatrica è			Donne Presenza di ≥2 sintomi GI (%) se la diagnosi psichiatrica è)		
	presente	assente	p	presente	assente	p
Depressione unipolare (maggiore)	22.5	9.5	0.006	40.1	17.7	0.001
Mania	14.3	9.9	0.55	43.4	19.0	0.4
Schizofrenia	28.6	9.7	0.15	40.3	18.9	0.4
Disturbo panico	0.8	9.7	0.03	49.0	18.5	0.001
Fobia	19.0	8.7	0.001	29.7	16.1	0.001
Disturbo ossessivo-compulsivo	17.2	9.7	0.39	32.0	18.9	0.02
Disturbo da somatizzazione	100	9.9	0.53	94.1	18.8	0.02
Abuso di alcol	13.6	8.6	0.001	29.1	18.6	0.01
Abuso di farmaci	12.9	9.6	0.16	26.6	18.9	0.06
Qualsiasi diagnosi	14.0	7.7	0.001	28.3	15.1	0.001

[Modificata da: North CS et al (1996) Gastrointestinal symptoms and psychiatric disorders in the general population. Findings from NIMH epidemiologic catchment area. Dig Dis Sci 41:633-640]

Disturbi psichiatrici in pazienti con sindrome dell'intestino irritabile (SII)

In letteratura esistono cinque studi che hanno valutato la prevalenza di alterazioni psichiatriche in pazienti con SII adoperando interviste standardizzate, o il Diagnostic Interview Schedule somministrato da intervistatori esperti. Una percentuale che oscilla dal 42% al 93% (media 57%) di pazienti con questo tipo di DFG soddisfa i criteri per una diagnosi psichiatrica, in confronto ad una prevalenza mediana del 19% nei controlli affetti da patologia organica, e del 14% nei sani.

I più frequenti disturbi psichiatrici riscontrati, in particolare in pazienti che afferiscono ad un centro specialistico, sono costituiti dal disturbo di somatizzazione, dai disturbi ossessivo-compulsivi e dalla depressione (Fig. 3). Soggetti con sintomi di SII che però non hanno mai richiesto una vista medica ("non-pazienti" con SII) presentano invece una entità di psicopatologia esattamente sovrapponibile a quella dei controlli asintomatici (sani). Tali dati indicano pertanto che il disturbo psicologico, piuttosto che essere causalmente correlato, agisce in quanto determina una autoselezione del paziente con SII, che a differenza del "non-paziente", ritiene i propri sintomi rilevanti e consulta il medico.

In altre parole, le alterazioni psichiatriche sono associate allo status di paziente, piuttosto che al DFG in sé.

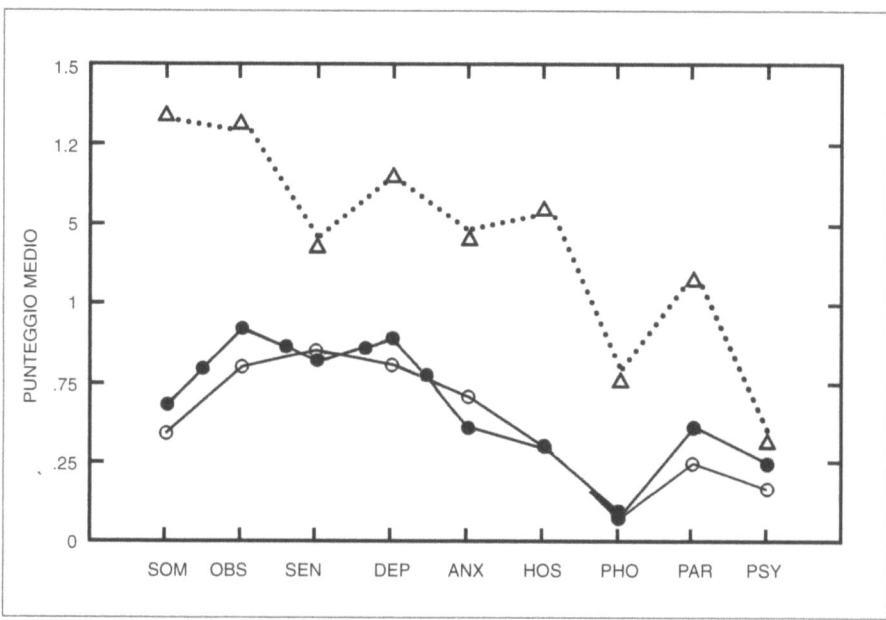

Fig. 3. Confronto tra soggetti con SII di un reparto ospedaliero di Medicina (△), soggetti "non-pazienti" con sintomi da SII (○) e soggetti asintomatici di controllo (●)L'asse delle ordinate riporta gli "score" della Hopkins Symptoms Checklist.
SOM = disturbo da somatizzazione; OBS = disturbo ossessivo-compulsivo; SEN= sensibilità interpersonale; DEP= depressione; ANX= ansietà; HOS = ostilità; PHO= fobia; PAR = paranoia; PSY= psicoticismo
[Riprodotta da: Whitehead WE et al (1988) Symptoms of psychologic distress associated with irritable bowel syndrome. Comparison of community and medical clinic samples. Gastroenterology 95:709-714]

Per quanto attiene allo stress, la maggioranza dei pazienti con SII (e circa la metà dei soggetti senza) riporta che uno stress psicologico scatena dolore addominale e/o diarrea. Tale associazione viene confermata da un buon numero di studi che hanno adoperato una scala di eventi stressanti, tipo quella di Holmes e Rahe. Uno degli studi metodologicamente più accurati è stato effettuato valutando gli eventi stressanti ed i sintomi addominali in 383 giovani donne per un anno ad intervalli di 3 mesi, e controllando statisticamente l'effetto del neuroticismo. I risultati indicano (Fig. 4) che le pazienti con SII riportano significativamente più stress rispetto ai controlli ma anche rispetto ai controlli con sintomi addominali che non soddisfacevano i criteri per SII, e che i livelli di stress erano direttamente correlati all'assenteismo dal lavoro ed al numero delle visite mediche per SII.

In questo studio, tuttavia, fu riscontrato che il contributo dello stress alla genesi dei sintomi era discreto, ma non particolarmente rilevante (spiegando circa il 10% della varianza nei sintomi addominali).

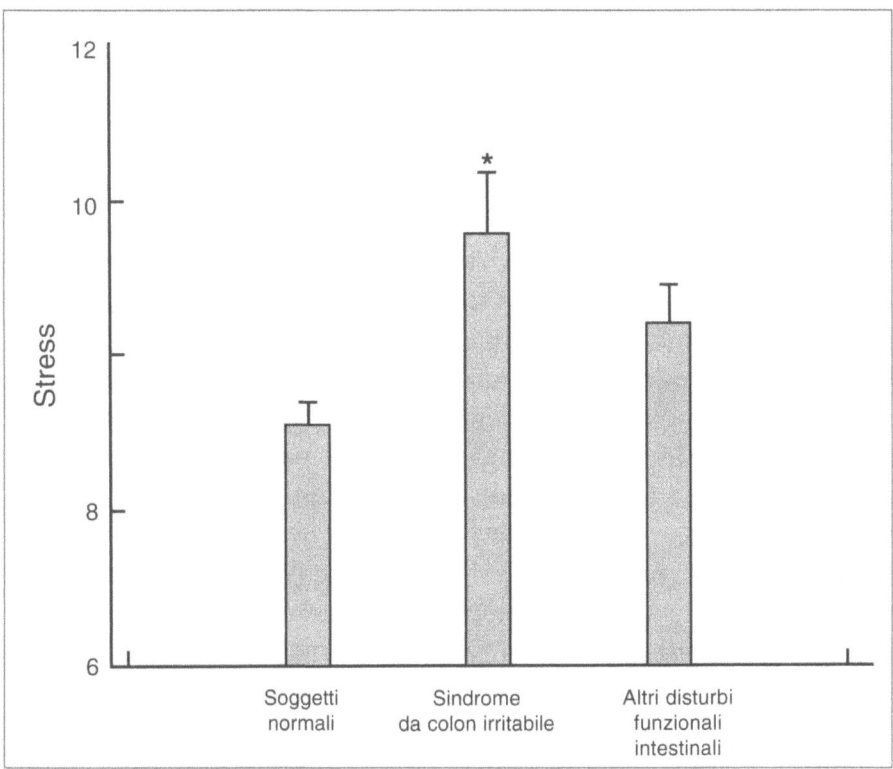

Fig. 4. Punteggio relativo allo stress durante l'anno in soggetti normali, soggetti con SII e soggetti con DFG (* = $p < 0.01$)
[Riprodotta da: Whitehead WE et al (1992) Effect of stressful life events on bowel symptoms: subjects with irritable bowel syndrome compared to subjects without bowel dysfunction. Gut 33:825-830]

Un particolare tipo di evento stressante, la cui importanza è stata evidenziata relativamente pochi anni fa, è costituito dall'abuso sessuale, fisico o psichico. All'inizio degli anni '90 è stata osservata da alcuni ricercatori nordamericani una particolare frequenza di donne che avevano subito nell'infanzia o nell'adolescenza abusi di tipo fisico-sessuale e che nell'età adulta presentavano poi sintomi compatibili con SII. Queste iniziali osservazioni furono accolte con qualche scetticismo, ma tuttavia una numerosa serie di indagini provenienti da molti altri centri nordamericani e anche europei ha confermato che donne (ma anche uomini) con problematiche di abuso fisico e/o psichico presentano con maggior frequenza sintomi da intestino irritabile, e che questi sono particolarmente severi. Al momento non è chiaro quanto questo tipo di esperienza si correli patogeneticamente con la sindrome. Da una parte è naturalmente possibile che lo stress psicologico legato all'abuso sia un fattore che potenzia la introspezione del malato e che quindi ci sia una maggiore tendenza a riportare sintomi somatici, non causalmente correlati all'evento stressante. Dall'altra è possibile che l'abuso psicologico-sessuale determini una facilitazione ad interpretare stimoli non necessariamente dolorosi come tali (allodinia). Altri Autori hanno comunque puntato sul fatto che la storia di abuso sessuale agisca come un fattore che aumenta un bias psicologico di percezione, esistente nei soggetti con SII. La Figura 5 mostra la prevalenza di un antecedente abuso sessuale in pazienti con SII, malattie organiche dell'apparato digerente, e in due gruppi di controllo in un recente studio francese.

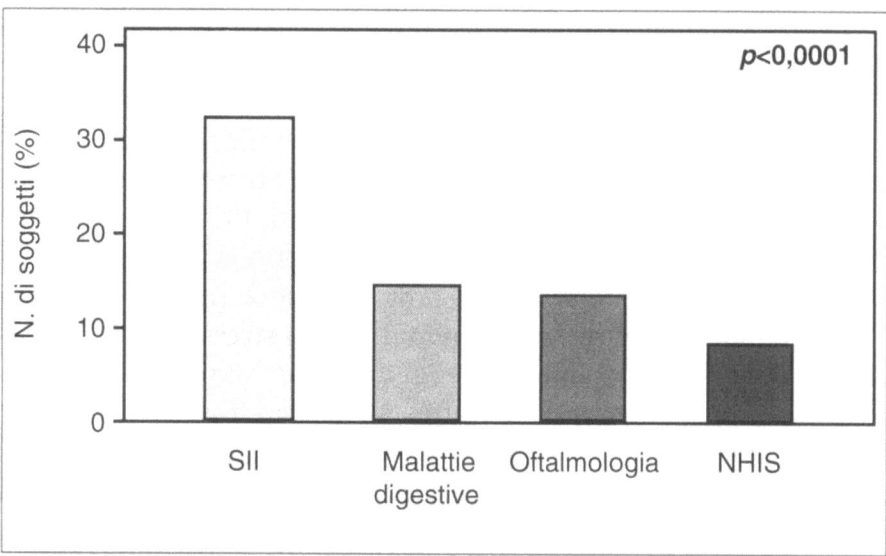

Fig. 5. Prevalenza di un abuso sessuale tra i differenti gruppi di soggetti studiati. SII = pazienti con sindrome dell'intestino irritabile (n = 196); malattie digestive = pazienti con malattie organiche digestive (n = 135); oftalmologia = pazienti di controllo afferenti ad una clinica oculistica (n = 200); NHIS = soggetti afferenti al National Health Insurance System (n = 172). I risultati sono espressi come percentuale di pazienti per ciascun gruppo
[Riprodotta da: Delvaux M et al (1997) Sexual abuse is more frequently reported by SII patients than by patients with organic digestive diseases or controls. Results of a multicenter study. Eur J Gastroenterol Hepatol 9:345-352]

Il comportamento di malattia ("illness-behaviour"), cioè l'insieme di modalità con cui un soggetto percepisce, valuta e reagisce a una patologia, appare alterato nel caso di molti pazienti con SII. Si è già visto infatti come, nella popolazione generale, solo una minoranza di soggetti con sintomi compatibili con SII si rivolga al medico, divenendo così "paziente". In tali soggetti, l'Illness Behaviour Questionnaire risulta in media alterato rispetto ai "non-pazienti"; questi ultimi presentano inoltre una maggiore saldezza dell'ego ("ego strength") e un minor numero di eventi stressanti, il che suggerisce che essi si adattano meglio ai propri sintomi. I determinanti del comportamento di malattia sembrano essere molteplici; Drossman ne elenca cinque (Tab. 10). Un comportamento di malattia alterato si manifesta con numerosi aspetti, tra cui vale la pena di ricordare una disabilità sproporzionata al sintomo, una continua ricerca da parte del paziente di una "convalida" del proprio stato di malattia, una completa delega al medico della responsabilità sul proprio stato di salute, una tendenza ad evitare ruoli che promuovano il benessere, e al contrario, l'adozione e la manifestazione di comportamenti orientati verso la persistenza di un ruolo di malato.

Tale alterazione nel modo di percepire il proprio stato di malattia che si esprime attraverso particolari modalità di focalizzazione somatica del proprio disagio, dovute alla presenza di una situazione di comorbidità con un Disturbo di Somatizzazione (per i criteri vedi Tab. 11) e/o di Conversione. Queste problematiche psicopatologiche si ascrivono all'interno dei cosiddetti Disturbi Somatoformi la cui incidenza risulta molto elevata tra i DFG e che si concretizzano nella marcata convinzione di malattia, nella negazione delle proprie difficoltà personali e nella presenza di evidenti aspetti di ipocondria, fino ad arrivare alla vera e propria "Illnessfobia". La presenza di un alterato illness behaviour sembra essere l'elemento che maggiormente discrimina coloro che ricorrono o meno all'intervento del medico per i sintomi ascrivibili ad un disturbo funzionale dell'apparato digerente. Non sarebbe corretto, comunque, considerare una Sindrome da Intestino Irritabile unicamente come un Disturbo da Somatizzazione, poiché per fare una simile diagnosi è necessaria la compresenza di sintomi somatici a carico di almeno tre diversi apparati.

Tabella 10. Determinanti del comportamento di malattia secondo Drossman

- Precedente esperienza di malattie (in particolare loro frequenza, lunghezza e gravità)
- Personalità dell'individuo, stato psicologico attuale e capacità di accettare la malattia ("coping attitude")
- Atteggiamento della famiglia, degli amici, dei medici consultati e fattori culturali e sociali
- Precedenti traumi psicologici
- Fattori favorenti, come presenza di un'assicurazione, livelli di reddito e di educazione

Tabella 11. Definizioni dal DSM IV di Disturbo di Somatizzazione

A. Una storia di molteplici lamentele fisiche, cominciata prima dei 30 anni, che si manifestano lungo un periodo di numerosi anni, e che conducono alla ricerca di trattamento o portano a significative menomazioni nel funzionamento sociale, lavorativo, o in altre aree importanti.

B. Tutti i criteri seguenti debbono essere riscontrabili, nel senso che i singoli sintomi debbono comparire in qualche momento nel corso del disturbo:
1) quattro sintomi dolorosi: una storia di dolore riferita ad almeno quattro localizzazioni o funzioni (per es. testa, addome, schiena, articolazioni, arti, torace, retto, dolori mestruali, dolore nel rapporto sessuale o durante la minzione);
2) due sintomi gastro-intestinali: una storia di almeno due sintomi gastro-intestinali in aggiunta al dolore (per es. nausea, meteorismo, vomito al di fuori della gravidanza, diarrea, oppure intolleranza a numerosi cibi diversi);
3) un sintomo sessuale: una storia di almeno un sintomo sessuale o riproduttivo in aggiunta al dolore (per es. indifferenza sessuale, disfunzioni dell'erezione o della eiaculazione, cicli mestruali irregolari, eccessivo sanguinamento mestruale, vomito durante la gravidanza);
4) un sintomo pseudo-neurologico: una storia di almeno un sintomo o deficit che fa pensare ad una condizione neurologica non limitata al dolore (sintomi di conversione, come alterazioni della coordinazione o dell'equilibrio, paralisi o ipostenia localizzate, difficoltà a deglutire o nodo alla gola, mancamenti, afonia, ritenzione urinaria, allucinazioni, perdita della sensibilità tattile o dolorifica, diplopia, cecità, sordità, convulsioni, sintomi dissociativi come amnesia, oppure perdita di coscienza con modalità diverse dai mancamenti).

C. L'uno o l'altro di 1) e 2):
1) dopo le appropriate indagini, ciascuno dei sintomi del Criterio B non può essere esaurientemente spiegato con una condizione medica generale conosciuta o con gli effetti diretti di una sostanza (per es. una droga di abuso, o un medicinale);
2) quando vi è una condizione medica generale collegata, le lamentele fisiche o la menomazione sociale o lavorativa che ne deriva risultano sproporzionate rispetto a quanto ci si dovrebbe aspettare dalla storia, dall'esame fisico e dai reperti di laboratorio.

D. I sintomi non sono prodotti intenzionalmente o simulati (come nel Disturbo Fittizio o nella Simulazione).

È assai verosimile che tale alterato comportamento di malattia si formi nell'infanzia, ad esempio quando il bambino ottiene una gratificazione, come regali o cibi particolari, in occasione di malattie banali (influenza o raffreddore), come è stato dimostrato per i soggetti con SII (alterato apprendimento sociale). È stato infatti dimostrato che gli adulti tendono a riferire gli stessi sintomi che i loro genitori "rinforzavano" durante l'infanzia, e che tale "rinforzo" è indipendente dallo stress psicologico e dal neuroticismo (Fig. 6).

Viceversa, appare interessante la relazione tra appartenenza a particolari gruppi etnici, con culture diverse, e particolari comportamenti di malattia; ad esempio, gli statunitensi di origine ispanica tendono meno frequentemente degli altri bianchi non-ispanici a rivolgersi alla struttura sanitaria (health-care seeking) per i propri disturbi addominali, mentre più frequentemente di questi ultimi tendono ad automedicarsi o a ricorrere a rimedi popolari per mantenere una buona funzione addominale.

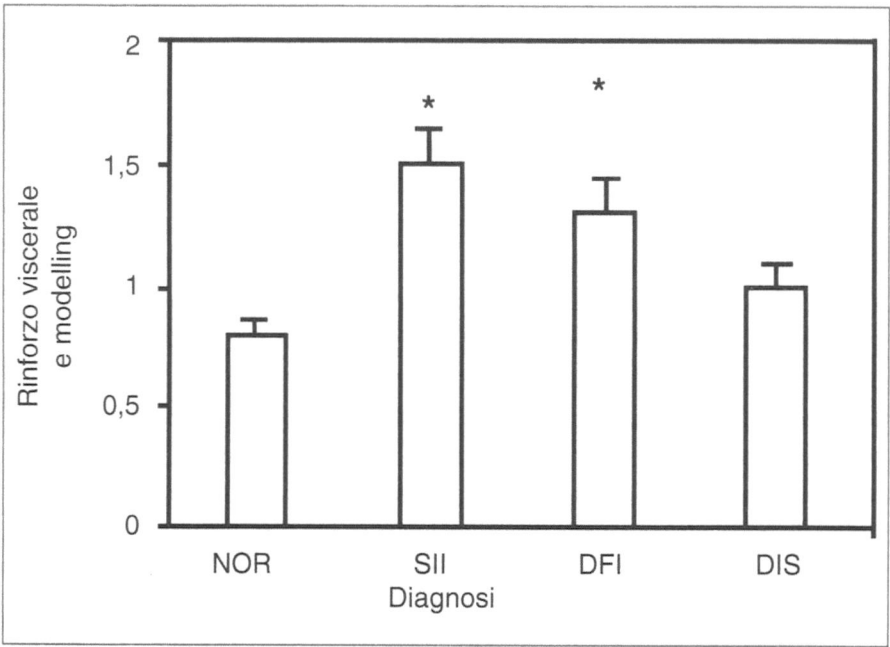

Fig. 6. Il grafico mostra che le donne con SII e DFI (disturbi funzionali intestinali non-specifici) riportano un maggiore "rinforzo" di comportamento di malattia correlato all'intestino durante l'infanzia rispetto alle donne con dismenorrea (DIS) o alle donne di controllo (NOR) [Riprodotta da: Whitehead WE et al. (1994) Modeling and reinforcement of the sick role during chilhood predicts adult illness behavior. Psychosom Med 56:541-550]

Disturbi psichiatrici in pazienti con dispepsia funzionale

È noto come pazienti con dispepsia presentino una sintomatologia che può essere giustificata da alterazioni endoscopiche solo in una minoranza dei casi, e come la compromissione della qualità di vita che ne deriva è indipendente dall'esistenza o meno di tali alterazioni endoscopiche e comporta una riduzione dello stato di benessere maggiore di quello legato a varie malattie organiche e addirittura paragonabile a quello dei pazienti in attesa di by-pass coronarico. Tale situazione è stata naturalmente interpretata ricorrendo alla ipotesi che la manifestazione di sintomi dispeptici sia ampiamente correlata, almeno in una percentuale dei pazienti, all'esistenza di disturbi psicologici. In generale, rispetto ai controlli sani, i pazienti con dispepsia presentano punteggi più elevati nelle varie scale che misurano neuroticismo, ansia, depressione e ipocondria; tuttavia, tali "score" di personalità sono simili a quelli di pazienti con dolore addominale da cause organiche (ulcera peptica, malattie biliari) o con SII e nettamente diversi da quelli dei pazienti psichiatrici con dolore cronico o disturbo somatoforme (Fig. 7).

Sembra pertanto che, piuttosto che essere causa dei sintomi, i disturbi psicologici coesistenti agiscono nel senso di selezionare i pazienti che si rivolgono al medico, in modo analogo a quanto già visto per la SII; tra i fattori che differenziano i "consulters" dai "non-consulters" vi sono infatti tali alterazioni psicologiche e non la severità o la frequenza dei sintomi dispeptici. In particolare, recenti indagini avrebbero messo in luce una maggiore frequenza di alexitimia (incapacità ad esprimere le emozioni) in soggetti dispeptici che consultano il medico rispetto a chi non lo consulta. La percezione soggettiva dei sintomi, peraltro, è strettamente influenzata dal tono dell'umore generale e dalla vulnerabilità psicologica. Da questo punto di vista, è stato dimostrato che i pazienti con dispepsia dispongono di strategie meno efficienti di sopportazione della malattia (coping attitude) e al contempo hanno una maggiore incidenza di percezioni negative legate agli eventi vitali stressanti, come il divorzio o una infanzia infelice.

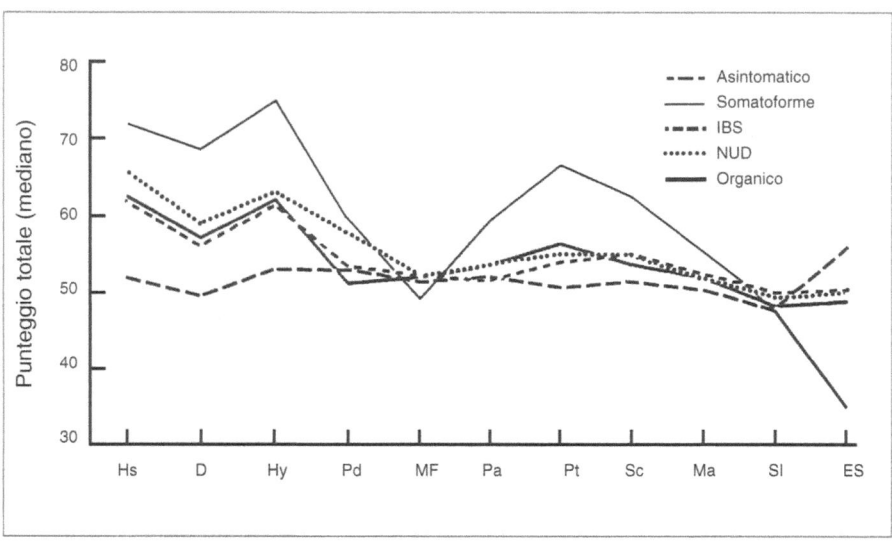

Fig. 7. Score mediani al MMPI per soggetti asintomatici, pazienti con disturbo somatoforme, pazienti con SII, pazienti con dispepsia funzionale, e pazienti con dolore addominale da cause organiche [Riprodotta da: Talley NY et al (1990) Relation among personality and symptoms in non-ulcer dyspepsia and the irritable bowel syndrome. Gastroenterology 99:327-333]

Quanto pesano i disturbi psicologici sullo stato generale di salute in pazienti dispeptici ? E quale è il loro peso relativo rispetto a variabili come lo status di portatore di infezione da *Helicobacter pylori*, la frequenza e la severità dei sintomi dispeptici, o infine, l'età del paziente? Uno studio recente condotto in Olanda su un vasto campione di pazienti visti dal medico di base ha dimostrato che la presenza di stress psicologico e una durata dei sintomi dispeptici che superi i tre mesi rappresentano le variabili principali associate ai maggiori livelli di severità, mentre lo status *Helicobacter pylori*, l'età del paziente o la frequenza dei sintomi non influenzano la severità della dispepsia (Tab. 12). Quest'ultima e la presenza dei disturbi psicologici rappresentano i due unici parametri in grado di influenzare lo stato di salute, come esso è percepito dal paziente, valutato mediante apposita scala (COOP/Wonca).

Lo studio ha delle notevoli implicazioni sul piano pratico: se infatti la alterazione psicologica rappresenta il principale determinante dello stato di salute ridotto del paziente dispeptico, anche al livello di medicina di base, è giustificato un approccio terapeutico primariamente rivolto non tanto alla riduzione dei sintomi dispeptici, o alla eradicazione dell' *Helicobacter pylori*, o a una terapia farmacologica sintomatica, ma piuttosto alla riduzione dell'ansia o della depressione sottostante.

Tabella 12. Associazione tra infezione da *Helicobacter pylori* e intensità della dispepsia, corretta per possibili fattori confondenti; risultati della regressione lineare multipla

Variabile	Beta	Significatività
Infezione da *H. pylori*	0.05	0.34
Età	- 0.09	0.09
Sesso femminile	0.07	0.16
Sintomi > 3 mesi	0.11	0.03
Precedente episodio dispeptico	0.03	0.59
Stress psicologico rilevante	0.23	< 0.001

Nel modello di regressione "backward" solo i sintomi di durata > 3 mesi (beta 0.12, p = 0.03) e la presenza di stress psicologico rilevante (beta 0.24, p = 0.001) rimanevano associati con un livello di dispepsia più elevato

[Riprodotta da: Quartero AO et al (1999) What makes the dyspeptic patient feel ill? A cross sectional survey of functional health status, *H. pylory* infection and psychological distress in dyspeptic patients in general practice. Gut 45:15-19]

Comorbidità psichiatrica (e psicosociale) nei disturbi funzionali digestivi

In questo capitolo viene presa in considerazione la condizione di comorbidità tra DFG e alterazione psicopatologica o psichiatrica. Se infatti, come visto nel precedente capitolo, nei DFG in generale sono spesso presenti aspetti psicopatologici importanti, che interferiscono sia con l'esordio che con la manifestazione dei sintomi, in molti casi il disagio psicologico compreso risulta clinicamente evidente e spesso assume connotazioni così pervasive da costituire un vero e proprio disturbo psichiatrico. Numerosi studi condotti a livello internazionale hanno evidenziato come frequentemente alla diagnosi di disturbo funzionale gastrointestinale si sovrapponga una vera e propria diagnosi psichiatrica, valutata secondo i criteri diagnostici del DSM IV: in questo caso è indispensabile parlare di comorbidità, cioè di contemporanea presenza, in uno stesso individuo, di due o più disturbi.

Il concetto di comorbidità risulta di fondamentale importanza per la pratica clinica, in quanto la presenza concomitante di due o più patologie condiziona notevolmente l'iter diagnostico-terapeutico globale. Un disturbo psichiatrico concomitante infatti, può confondere il quadro clinico presentato dal paziente rendendo difficile la comprensione della gravità clinica del DFG, la patologia somatica stessa può essere complicata dalla patologia psichiatrica, i trattamenti psicofarmacologici eventualmente assunti dal paziente [ad esempio, gli inibitori selettivi del reuptake serotoninergico (SSRI) utilizzati nel trattamento delle sindromi ansiose e depressive] a causa dei loro effetti collaterali gastrointestinali, possono interferire con la cura del DFG ed infine, il disturbo psichiatrico può influire sul grado di compliance dimostrato dal paziente.

Per quanto riguarda la relazione tra Disturbi dell'Umore e SII, uno studio condotto attraverso la somministrazione di un'intervista semi-strutturata ad 87 pazienti a cui era stato diagnosticato un Disturbo dell'Umore, ha evidenziato una prevalenza di SII del 39,7%, circa il doppio rispetto alla popolazione normale. Parallelamente, la diagnosi di Disturbo Depressivo Maggiore sembra essere molto frequente nei casi di SII caratterizzati da patologia diarroica, dove la comorbidità psichiatrica risulta influenzare notevolmente il decorso della malattia. Un'altra ricerca, effettuata comparando un campione di 59 pazienti in trattamento per Distimia con un gruppo di controllo composto da 54 soggetti che non presentavano alcun disturbo psichiatrico, ha mostrato come tra i pazienti distimici vi fosse una percentuale di soggetti sofferenti di SII del 59,3%, contro l'1,85% dei controlli.

I dati sperimentali hanno dimostrato come esista una forte comorbidità anche tra SII e Disturbi d'Ansia. La prevalenza di SII tra pazienti sofferenti di una sindrome ansiosa è stata indagata in una ricerca effettuata da Kaplan e coll. utilizzando un'intervista clinica semi-strutturata, che ha rilevato come il 46,3% dei pazienti intervistati che soffrivano di un Disturbo da Attacchi di Panico presentassero anche una diagnosi di SII, contro il 2,5% del gruppo di controllo. Un successivo studio canadese ha ulteriormente confermato come una diagnosi di Disturbo da Panico sia più frequentemente associata ad SII e a dolore toracico non cardiaco piuttosto che a disturbi gastrointestinali di natura organica. Studi recenti hanno sottolineato la frequente associazione tra SII e Disturbo Post-traumatico da Stress, prima scarsamente presa in considerazione; un dato di notevole importanza emerso da questo studio riguarda il fatto che pazienti con SII unita ad un pregresso vissuto traumatico sembrano essere più a rischio di incorrere in ulteriori disturbi psichiatrici.

Un fattore di notevole interesse è la forte familiarità di diagnosi psichiatriche esistente tra pazienti sofferenti di SII: è stato dimostrato che tra i parenti di primo grado dei pazienti malati di SII vi fosse una percentuale significativamente maggiore di disturbi psichiatrici incorsi durante l'arco di vita.

Un altro aspetto che risulta indispensabile prendere in considerazione nell'approccio diagnostico-terapeutico al paziente funzionale gastrointestinale, è la possibile presenza di un Disturbo del Comportamento Alimentare, soprattutto per quanto riguarda bulimia e distorsione dell'immagine corporea. Uno studio effettuato comparando i punteggi ottenuti nell'Eating Attitudes Test da 48 pazienti con SII, 32 pazienti con un Disturbo del Comportamento Alimentare, 31 pazienti con una patologia organica gastrointestinale e 28 soggetti "di controllo", ha evidenziato punteggi patologici significativamente più elevati tra i pazienti con SII rispetto ai controlli ed ai soggetti con disturbo organico. Da una ricerca condotta attraverso la somministrazione dell'Eating Disorder Inventory ad un campione di 60 pazienti con SII, è risultata una correlazione positiva tra severità dei sintomi funzionali gastrointestinali e punteggi nelle scale del questionario che misurano la presenza di comportamenti bulemici, il livello di perfezionismo e la sensazione di inadeguatezza. Accade frequentemente di imbattersi in storie di pazienti con questo tipo di problemi: la stipsi sembra insorgere in seguito ad una dieta alimentare intrapresa in età tardo-adolescenziale nell'intento di perdere peso per via dello squilibrio che viene determinato dalla ridotta introduzione di cibo; la ricerca ostinata di un'evacuazione quasi quotidiana assume anche il significato liberatorio di eliminare quello che è stato ingerito, da qui l'utilizzo massiccio, che il più delle volte sfocia in un vero e proprio abuso, di lassativi e catartici in genere che a lungo andare perdono la loro efficacia. Entrano allora in gioco ripetuti sforzi per evacuare il contenuto fecale che si ritiene debba comunque essere presente per il fatto stesso di aver ingerito del cibo; questo finisce per provocare inevitabili danni al pavimento pelvico che a loro volta rendono più complicata l'espulsione delle feci.

Un fattore che sembra essere frequentemente in relazione con i disturbi funzionali gastrointestinali è la presenza, in tali pazienti, di particolari configurazioni di tratti patologici di personalità che, in alcuni casi, possono configurarsi in un Disturbo dell'Asse II, cioè in Disturbo di Personalità. Nonostante gli studi clinici a riguardo siano ancora scarsamente numerosi, una ricerca condotta da Drossman ha evidenziato come tra i pazienti malati di SII che si erano rivolti alle strutture mediche, vi fosse una percentuale molto più alta di Disturbi di Personalità e di pattern patologici di comportamento rispetto al gruppo di controllo. In uno studio atto a valutare la compromissione psicopatologica in un gruppo di pazienti con SII, i punteggi ottenuti hanno portato i ricercatori ad individuare tra i soggetti una elevata percentuale di Disturbi Borderline di Personalità. Tuttavia, come già accennato, la comorbidità tra DFG e Disturbi di Personalità rimane elemento di discussione tra i ricercatori ed anche l'esistenza di tratti psicopatologici di personalità caratteristici dei DFG non è stata confermata da tutti gli studi compiuti.

Come risulta evidente dai numerosi studi riportati, in letteratura è stato ampiamente evidenziato come il caso di una condizione di comorbidità tra DFG e disturbo psichiatrico sia estremamente ricorrente e in alcuni casi, questo ha finito per creare una sorta di confusione dal punto di vista diagnostico. Ad esempio, sebbene la presenza di SII sia molto frequente tra i disturbi gastrointestinali, questa continua ad essere una diagnosi di esclusione e poiché nei pazienti che ne soffrono è spesso associata con un disturbo psichiatrico, tale compresenza ha generato negli studiosi dubbi circa la validità della diagnosi di SII in quanto tale; secondo questa ipotesi quindi, non sarebbe corretto parlare di comorbidità poiché la patologia funzionale gastrointestinale sarebbe una manifestazione del disturbo psichiatrico presente. L'ipotesi che la SII fosse da considerarsi come una "sottoclasse" di una patologia nevrotica fu formulata da Latimer nel 1983 e poi ripresa da altri studiosi che, per avvalorare questa tesi, citano i numerosi studi che hanno evidenziato come gli elementi psicopatologici siano significativamente maggiori tra i pazienti con SII rispetto ai pazienti con altre patologie gastrointestinali. Come è già stato sottolineato, molte evidenze sperimentali hanno permesso di riscontrare la presenza di un disturbo depressivo in circa la metà dei pazienti con SII e con dispepsia funzionale, e poiché la componente psichiatrica sembra incidere fortemente sull'esordio e sul decorso clinico, alcuni studiosi sostengono che tali patologie potrebbero essere classificate sia come DFG che essere diagnosticate unicamente come disturbi psichiatrici. Naturalmente i pareri non sono concordi e moltissimi studiosi sono contrari al considerare la SII semplicemente come una manifestazione di una patologia psichiatrica. Un recente studio, compiuto attraverso la somministrazione di un'intervista clinica ad un gruppo di 87 pazienti psichiatrici, ha dimostrato come, pur essendo molto elevata la percentuale di SII all'interno del campione, nella grande maggioranza dei casi la patologia psichiatrica era comparsa successivamente ai sintomi gastrointestinali: ciò sta a significare che, pur incidendo fortemente sul decorso clinico, la componente psicopatologica non può essere responsabile dell'esordio di una Sindrome da Intestino Irritabile. Un altro fattore che risulta indispensabile considerare è che, qualora la patologia funzionale gastrointestinale fosse soltanto una manifestazione somatica di un disturbo psichiatrico, la gestione terapeutica degli elementi psicopatologici dovrebbe risultare sufficiente alla risoluzione clinica del problema; al contrario, numerosi studi hanno evidenziato come soltanto un management terapeutico integrato, che prenda in considerazione sia gli aspetti psichiatrici che quelli più strettamente somatici, può essere adeguato per una corretta gestione di questi pazienti.

A dimostrare come non sia affatto corretto ascrivere semplicemente i pazienti con SII all'interno di una particolare categoria di malati psichiatrici, i dati a nostra disposizione evidenziano che i disturbi affettivi e dell'Umore, pur essendo estremamente frequenti tra i soggetti con patologie funzionali gastrointestinali, non sono in grado di differenziare tali pazienti dagli altri gruppi di controllo. Esiste infatti notevole discordanza, tra gli studiosi, riguardo alla legittimità nel considerare tali disturbi psichiatrici sufficienti per comprendere la complessità dei fattori psicopatologici che caratterizzano i DFG. Da uno studio condotto su di un campione di pazienti con SII emerge come soltanto una percentuale trascurabile di essi soddisfacesse i criteri psicologici e psicofisiologici necessari a formulare una diagnosi di ansia o depressione. Numerosi altri studi hanno dimostrato che sia i sintomi ansiosi che quelli depressivi risultano presenti con percentuali analoghe anche in altri gruppi di pazienti, sia per quanto riguarda differenti patologie funzionali, come ad esempio fibromialgie, cefalee e dolori muscolari, sia rispetto a disturbi organici come coliti ulcerose o ipertensione arteriosa. Di conseguenza, affinché sia possibile gestire adeguatamente l'assessment diagnostico-terapeutico dei pazienti con DFG, si rende necessario prendere in considerazione anche altre variabili psicologiche che, pur esulando dalla psicopatologia classica, sono in grado di influenzare fortemente l'esordio, il decorso e soprattutto la gravità di tali sindromi. Da questo punto di vista, più che parlare di comorbidità psichiatrica, è necessario introdurre il concetto di comorbidità psico-sociale, per sottolineare come gli elementi psicopatologici presenti incidano ampiamente sulla qualità di vita di questi pazienti modificandone i vissuti affettivi ed emotivi, gli aspetti personali e sociali nella loro globalità.

Un fattore di fondamentale importanza nell'influenzare l'insorgenza ed il decorso di un disturbo funzionale gastrointestinale, è senza dubbio il verificarsi di particolari eventi stressanti nella vita della persona che presenta il problema, che possono agire come fattore precipitante. Molto frequentemente infatti, la richiesta di un intervento avviene in coincidenza di eventi particolarmente stressanti, come un lutto o una grave malattia di un familiare, che attivano o risvegliano determinati stati ansiosi e di preoccupazione. Per fare un esempio, non è insolito prendere in carico pazienti che richiedono l'intervento del medico per diagnosticare e trattare una sintomatologia ascrivibile alla Sindrome dell'Intestino Irritabile dopo che ad un parente, ad un amico o ad un conoscente è stata riscontrata una malattia organica nel tratto gastrointestinale, come una Colite Ulcerosa. Gli eventi stressanti poi, oltre ad essere di natura prevalentemente psicologica come quello precedentemente descritto, possono essere di tipo sociale, come il verificarsi di problemi economici o di lavoro, o di tipo fisico, come l'insorgenza di entero-coliti o di effetti collaterali dovuti all'uso di farmaci. Tra i pazienti con DFG che si rivolgono ai servizi, circa il 60-66% di loro sembra aver affrontato in precedenza eventi particolarmente stressanti, contro il 25% dei soggetti "di controllo".

Un altro elemento psicopatologico che risulta di fondamentale importanza all'interno del quadro clinico dei soggetti affetti dai disturbi in esame, è senza dubbio la modalità di funzionamento emozionale globale che la persona possiede e che comprende diversi fattori quali la percezione degli eventi stressanti, l'alterata capacità di adattamento allo stress, la presenza di alexitimia, inibizione affettiva e sensibilità interpersonale che può essere più o meno associata a irritabilità. Infatti, come viene discusso nel capitolo riguardante la valutazione psicologica dei disordini funzionali gastrointestinali, i pazienti affetti da tali disturbi mostrano frequentemente caratteristiche alexitimiche importanti, intese come incapacità, da parte dell'individuo, di entrare in contatto con le proprie emozioni e stati d'animo e più in generale con il proprio stato interiore.

Un altro elemento caratterizzante i pazienti con DFG sembra essere la loro alterata capacità di adattamento allo stress, intesa come il risultato delle risorse personali e sociali di risposta ed elaborazione dei mutamenti di vita. Questa competenza è funzione delle esperienze passate, del tipo di personalità, di concomitanti disturbi d'ansia e depressione.

Numerosi studi condotti in America e recentemente seguiti anche dal nostro gruppo di ricerca, evidenziano come possa essere presente una correlazione tra particolari eventi traumatici verificatisi precedentemente nella vita del paziente e il successivo manifestarsi di un DFG. È stato dimostrato infatti come, tra le persone che presentano patologie funzionali, soprattutto di tipo gastrointestinale e con dolore pelvico cronico, vi sia una forte incidenza di episodi di abuso fisico e sessuale subiti nell'infanzia ed anche nell'età adulta, con una percentuale che va dal 40 al 60%. La sintomatologia presentata potrebbe essere allora stata inconsciamente scelta come rappresentativa di un conflitto che ha modalità d'azione proprio a livello dell'apparato coinvolto. La compresenza di un disturbo funzionale gastrointestinale e di una pregressa storia di abuso può incidere fortemente sul quadro clinico psicopatologico del paziente, rendendone la gestione molto complicata. È stata infatti evidenziata, in tali soggetti, la presenza di una più elevata percentuale di diagnosi psichiatriche di Asse I e di Asse II associate, soprattutto per quanto riguarda il Disturbo Post-Traumatico da Stress (per i criteri vedi Tab.13), il Disturbo Dissociativo, la Depressione Maggiore e il Disturbo Borderline di Personalità. Inoltre tali pazienti manifestano spesso comportamenti psicopatologici e disadattivi che incidono fortemente sulla loro qualità di vita, come strategie di coping inefficaci (caratterizzate da tendenza alla "catastrofizzazione"), alterazioni cognitive, ipervigilanza alle sensazioni corporee, sentimenti di inadeguatezza e vulnerabilità; l'impatto di una storia di abuso associata ad un DFG sembra essere molto penalizzante anche in temini di disabilità, poiché questi pazienti fanno registrare un numero di giorni trascorsi a letto di tre volte maggiore rispetto agli altri ed il 30% in più di visite mediche e interventi chirurgici subiti durante l'arco di vita.

Tabella 13. Criteri di definizione secondo il DSM IV di Disturbo Post-traumatico da Stress

---

A. La persona è stata esposta ad un evento traumatico nel quale erano presenti entrambe le caratteristiche seguenti:

1) la persona ha vissuto, ha assistito, o si è confrontata con un evento o con eventi che hanno implicato morte, o minaccia di morte, o gravi lesioni, o una minaccia all'integrità fisica propria o di altri
2) la risposta della persona comprendeva paura intensa, sentimenti di impotenza, o di orrore. (Nota: nei bambini questo può essere espresso con comportamento disorganizzato o agitato)

B. L'evento traumatico viene rivissuto persistentemente in uno (o più) dei seguenti modi:

1) ricordi spiacevoli ricorrenti e intrusivi dell'evento, che comprendono immagini, pensieri, o percezioni. (Nota: nei bambini piccoli si possono manifestare giochi ripetitivi in cui vengono espressi temi o aspetti riguardanti il trauma)
2) sogni spiacevoli ricorrenti dell'evento. (Nota: nei bambini possono essere presenti sogni spaventosi senza un contenuto riconoscibile)
3) agire o sentire come se l'evento traumatico si stesse ripresentando (ciò include sensazioni di rivivere l'esperienza, illusioni, allucinazioni, ed episodi dissociativi di flashback, compresi quelli che si manifestano al risveglio o in stato di intossicazione). (Nota: nei bambini piccoli possono manifestarsi rappresentazioni ripetitive specifiche del trauma)
4) disagio psicologico intenso all'esposizione a fattori scatenanti interni o esterni che simbolizzano o assomigliano a qualche aspetto dell'evento traumatico
5) reattività fisiologica o esposizione a fattori scatenanti interni o esterni che simbolizzano o assomigliano a qualche aspetto dell'evento traumatico.

Continuazione Tabella 13

C. Evitamento persistente degli stimoli associati con il trauma e attenuazione della reattività generale (non presenti prima del trauma), come indicato da tre (o più) dei seguenti elementi:

1) sforzi per evitare pensieri, sensazioni o conversazioni associate con il trauma
2) sforzi per evitare attività, luoghi o persone che evocano ricordi del trauma
3) incapacità di ricordare qualche aspetto importante del trauma
4) riduzione marcata dell'interesse o della partecipazione ad attività significative
5) sentimenti di distacco o di estraneità verso gli altri
6) affettività ridotta (per es., incapacità di provare sentimenti di amore)
7) sentimenti di diminuzione delle prospettive future (per es. aspettarsi di non poter avere una carriera, un matrimonio o dei figli, o una normale durata della vita).

D. Sintomi persistenti di aumentato arousal (non presenti prima del trauma), come indicato da almeno due dei seguenti elementi:

1) difficoltà ad addormentarsi o a mantenere il sonno
2) irritabilità o scoppi di collera
3) difficoltà a concentrarsi
4) ipervigilanza
5) esagerate risposte di allarme.

E. La durata del disturbo (sintomi ai Criteri B, C e D) è superiore a 1 mese.

F. Il disturbo causa disagio clinicamente significativo o menomazione nel funzionamento sociale, lavorativo o di altre aree importanti.
Specificare se: Acuto (la durata dei sintomi è inferiore a 3 mesi); Cronico (la durata dei sintomi è 3 mesi o più). Ad esordio ritardato (l'esordio dei sintomi avviene almeno 6 mesi dopo l'evento stressante).

Valutazione psicologica dei pazienti con disturbi funzionali digestivi

Esistono tre principali modalità di relazione tra psicopatologia e i disturbi digestivi:
a) la psicopatologia induce e/o accentua disturbi a carico del tubo digerente (per es. l'ulcera peptica);
b) la presenza di un disagio psicologico modifica l'esperienza di una patologia digestiva, il modo di rapportarsi con essa, condizionando la ricerca di indagine e cure mediche (per es. SII);
c) la presenza di malattie gastrointestinali produce conseguenze sul piano psicologico (per es. Morbo di Crohn).

Così come la sintomatologia fisica può configurarsi in vari modi e con diversi gradi di gravità, anche il disagio psicologico in questi pazienti si colloca su vari livelli; oltre alle principali patologie psichiatriche (Ansia, Depressione) sono altrettanto spesso riconoscibili aspetti di disadattamento psicosociale o quadri subclinici.

L'associazione di sintomi gastrointestinali e psicologici compromette la qualità di vita dei pazienti, aumentando in maniera significativa la richiesta di assistenza medica con un maggior utilizzo delle strutture sanitarie per l'esecuzione di numerosi e costosi esami il più delle volte negativi, ed incrementando i costi sociali in termini di giorni di malattia e assenza prolungata dal lavoro. Inoltre, la commistione di tali sintomi può inficiare sensibilmente l'efficacia dei trattamenti proposti, alterare la compliance del paziente causando nel medico un senso di frustrazione ed inutilità e nel paziente un malessere ed un'insoddisfazione generale che lo porteranno a rivolgersi ad altri specialisti, continuando a cercare una soluzione dei suoi problemi solo sul piano medico-chirurgico, tralasciando completamente gli aspetti psicologici.

Ecco perché, allo stato attuale delle conoscenze, non si può prescindere dall'effettuare una valutazione psicologica e sociale complessiva dei pazienti con problemi di natura gastrointestinale, sia ai fini epidemiologici e diagnostici, sia per impostare il più appropriato approccio terapeutico.

Principali strumenti di valutazione psicologica (Tab. 14)

La valutazione psicologica riguarda quattro aree diverse:
1. Tipo di personalità
2. Presenza di stress psicologico
3. Presenza di disturbi psichiatrici
4. Comportamento di malattia e qualità di vita

Tabella 14. Misure psicologiche usate comunemente

Dimensione	Misura	Commento
Personalità	MMPI	550 items. Usato in passato. Troppo lungo e complesso
Stress psicologico	SCL 90R	90 items ognuno con scala di intensità. Usato per screening e per ricerche di esito.
	PSQ	30 items per valutare la percezione soggettiva dello stress quotidiano
Alexitimia	TAS 20	20 items con scala di intensità.
Sintomi psichiatrici		
Ansia	HAS	14 items con scala d'intensità
Depressione	SDS	20 items
Ansia (stato vs tratto)	STAI	40 items
Disturbi del comportamento alimentare	EDI 2	64 items con scala di intensità
Comportamento di malattia	IBQ	62 items SI/NO
	SIP	136 items

Lo psicologo può utilizzare numerosi strumenti per raccogliere le informazioni necessarie per arrivare ad un corretto inquadramento diagnostico del paziente con cui si trova ad operare.

Le tecniche più utilizzate sono il colloquio clinico, le interviste strutturate o semi-strutturate, i test proiettivi come il Test di Rorschach, i test psicometrici.

Di tutti, il colloquio psicodiagnostico è sicuramente il metodo più pratico e versatile per la possibilità di adattarsi alle esigenze dettate dalla situazione e dall'individualità del paziente; tuttavia, la scarsa strutturazione della situazione, l'indeterminatezza delle domande e dei temi trattati può rendere piuttosto complicato arrivare ad una definizione corretta del disagio psicologico evidenziato. Gli altri metodi si rivelano più pratici sia per i tempi di somministrazione che per la possibilità di raccogliere dati più strutturati i quali, in accordo con le categorie diagnostiche del DSM IV, portano ad una più corretta definizione del funzionamento psicologico del paziente.

Un limite importante all'utilizzo in larga scala e quindi anche in ambiente medico di tali strumenti consiste nella necessità di personale specializzato ed appositamente addestrato a condurre l'intervista strutturata o il colloquio clinico e a siglare correttamente le risposte ai test proiettivi; i tempi di rilevazione sono comunque molto lunghi.

Un buon compromesso tra l'esigenza di valutare in maniera globale il paziente gastrointestinale, l'impossibilità di collaborare in maniera continuativa e costante con psicologi e psichiatri e la necessità obiettiva di contenere i tempi di tale valutazione è dato dai test psicometrici, che possiamo definire come un'ampia varietà di questionari atti a rilevare diversi aspetti del funzionamento psicologico di una persona. Questi strumenti forniscono informazioni utili in tempi relativamente veloci e generalmente richiedono un breve addestramento per la somministrazione e l'interpretazione dei risultati. Concetti fondamentali nella costruzione di un test sono l'attendibilità e la validità che rispettivamente indicano la costanza e la capacità del test di misurare ciò che si prefigge di valutare. Prima di essere utilizzato su varia scala un test subisce un processo di validazione e di standardizzazione su campione rappresentativo della popolazione di riferimento. A tal proposito è bene ricordare, perché i risultati ottenuti siano attendibili, che l'utilizzo di questi strumenti deve essere riservato solo a soggetti "simili" a quelli del gruppo di standardizzazione e validazione.

Generalmente un test psicometrico consiste in una serie più o meno numerosa di domande a risposta chiusa (SI/NO, risposte multiple, scale numeriche d'intensità o di frequenza). Tali questionari possono essere etero- o auto-somministrati: nel primo caso è l'esaminatore a rivolgere direttamente al paziente le domande previste dal questionario, annotando sul foglio di risposta la scelta del paziente; nel secondo caso è il paziente che legge le domande e compila da solo il foglio di risposta. Dall'interpretazione delle scelte fornite dal paziente si ottiene un punteggio che può essere complessivo o suddiviso in varie sottoscale atte a misurare diversi aspetti della personalità e del disagio psicologico del soggetto in questione.

Nelle pagine seguenti faremo alcuni esempi di tests psicometrici comunemente utilizzati in ambito gastroenterologico.

1. Personalità

Minnesota Multiphasic Personality Inventory (MMPI). Ideato da J.C. McKinley e S. R. Hathaway, è uno dei questionari più largamente diffusi e studiati in campo internazionale per indagare le caratteristiche della personalità. Il test, studiato per gli adulti dai 16 anni in avanti, è elaborato sia in una forma atta alla somministrazione individuale che in una versione proponibile collettivamente. Attualmente l'MMPI è strutturato in 13 scale che comprendono 10 scale cliniche (Hs: Ipocondria, D: Depressione; Hy: Isterismo; Pd: Deviazione psicopatica; Mf: mascolinità-femminilità; Pa: Paranoia; Pt: Psicastenia; Sc: Schizofrenia; Ma: Ipomania; Si: Introversione) e 3 scale di validazione. Tra gli aspetti presi in considerazione dall'MMPI vi sono i sintomi psicosomatici, disturbi neurologici e motori, atteggiamenti sessuali, religiosi, politici e sociali, problemi relativi alla professione, l'istruzione, la famiglia e il matrimonio, manifestazioni del comportamento nevrotico o psicotico.

2. Presenza di stress psicologico e di alexitimia

SCL - Symptom Checklist 90R. È un questionario multidimensionale di 90 items, ognuno dei quali viene valutato su una scala di intensità a 5 punti (intervallo da 0 a 4 dove 0 significa "per niente" e 4 "moltissimo"). La valutazione del disagio psicologico avviene attraverso nove dimensioni mediate dalla classificazione psichiatrica:

1- SOMATIZZAZIONE (S): valuta il grado di sofferenza derivato alle disfunzioni corporee. I sintomi si focalizzano sugli apparati gastrointestinale, cardiovascolare, respiratorio; si considerano inoltre disturbi quali cefalee, dolori muscolari ed alcuni equivalenti somatici dell'ansia.

2- DISTURBO OSSESSIVO COMPULSIVO (OCD): fa riferimento all'omonima diagnosi psichiatrica considerando sintomi che includono pensieri, impulsi ed azioni esperiti come irresistibili dall'individuo ma di natura egodistonica.

3- SENSIBILITA' INTERPERSONALE (SI): considera sentimenti di inadeguatezza e di inferiorità nei confronti delle altre persone. Tra le manifestazioni caratteristiche di questa dimensione abbiamo autodisapprovazione, sentimenti di disagio, notevole sconforto nelle relazioni interpersonali.

4- DEPRESSIONE (D): si indagano le manifestazioni della sindrome depressiva. Sono presenti segni di uno stato d'animo disforico, di ritiro dagli interessi vitali, mancanza di motivazione e perdita di energia vitale, pensieri di suicidio e altri correlati somatici e cognitivi.

5- ANSIA (A): comprende un set di sintomi e comportamenti associati clinicamente all'ansia tra i quali agitazione, nervosismo, tremori, tensione; sono inclusi anche segni che fanno riferimento all'ansia liberamente fluttuante e agli attacchi di panico.

6- OSTILITÀ (H): riflette pensieri, sentimenti o azioni caratteristiche dello stato negativo della rabbia.
7- ANSIA FOBICA (PH): definisce una risposta persistente, immotivata e sproporzionata di paura verso una specifica persona, un oggetto, un luogo che sfocia in un comportamento di evitamento o di fuga.
8- IDEAZIONE PARANOIDE (PI): si focalizza sul comportamento paranoide inteso fondamentalmente come un alterato modo di pensare caratterizzato da pensiero proiettivo, ostilità, sospettosità, grandiosità, centralità, paura di perdere l'autonomia e fissazioni.
9- PSICOTICISMO: questa scala è sviluppata in modo da rappresentare il costrutto come una dimensione continua dell'esperienza umana; gli items riguardano uno stile di vita ritirato, isolato e schizoide ed anche sintomi di primo rango della schizofrenia come allucinazioni e trasmissione del pensiero: la dimensione si pone su un continuum che spazia dalla lieve alienazione interpersonale alla drammatica evidenza di psicosi.
10- ITEMS SUPPLEMENTARI: vengono indagate alcune modalità comportamentali facendo riferimento alla qualità del sonno, alle abitudini alimentari.

In aggiunta a queste dimensioni primarie abbiamo anche tre indici globali di patologia:
1- INDICE DI SEVERITÀ GLOBALE (GSI): fornisce una valutazione complessiva della gravità della situazione combinando informazioni sul numero dei sintomi e l'intensità della sofferenza.
2- INDICE DI DISAGIO DEI SINTOMI POSITIVI (PSDI): è una pura misura di intensità ottenuta dividendo il punteggio totale al test per il numero degli items positivi.
3- TOTALE DEI SINTOMI POSITIVI: fornisce una misurazione grezza dei numero di sintomi riferiti dal soggetto.

La SCL-90R presenta un buon coefficiente di correlazione per molte scale del Minnesota Multiphasic Personality Inventory, rispetto al quale risulta di più facile e veloce somministrazione. Attualmente risulta essere un efficace, valido, attendibile ed immediato strumento per la valutazione clinica del disagio psicologico.

PSQ - Perceived Stress Questionnaire. Il PSQ è un questionario di 30 items per la valutazione delle modalità con cui un soggetto affronta le attività quotidiane, messo a punto da una ricercatrice statunitense molto attiva in Italia, S. Levenstein. Per ogni items è prevista una scala numerica a 4 punti (intervallo da 1-quasi mai a 4-abitualmente) per la valutazione dell'intensità. Esso permette di ottenere sette fattori principali:
1- ASSILLO (H);
2- SOVRACCARICO EMOTIVO (O);
3- IRRITABILITA' (I);
4- MANCANZA DI GIOIA (L);
5- FATICA (F);
6- PREOCCUPAZIONE (W);
7- TENSIONE (T).

Il questionario correla positivamente con altri strumenti psicometrici che misurano lo stesso costrutto psicologico. Esso si è rivelato un buon predittore delle condizioni di salute dei soggetti. Alti punteggi nelle varie sottoscale sembrano correlare con una sintomatologia fisica più grave e vengono riscontrati con più facilità tra la popolazione ambulatoriale e quella ospedaliera rispetto ai soggetti di controllo sani.

TAS 20 - Toronto Alexithymic Scale. È un questionario con 20 items per la valutazione dell'alexitimia. Ogni item è posto sotto forma di affermazione, il soggetto deve esprimere il grado di accordo con la stessa in base ad una scala a 5 punti (da 1- per niente d'accordo a 5- completamente d'accordo).
Sono stati individuati tre fattori principali:
1- riguarda la capacità soggettiva di identificare le proprie emozioni e i propri stati d'animo;
2- misura la difficoltà di rivelare agli altri il proprio stato d'animo e di descrivere verbalmente le proprie emozioni;

3- individua un tipo di pensiero orientato verso l'esterno caratterizzato dall'incapacità di soffermarsi sulle proprie vicende personali e dall'indirizzare la propria attenzione solo su argomenti concreti, materiali e poco coinvolgenti dal punto di vista emotivo.

Il punteggio totale al test fornisce un indice generale per la valutazione globale dell'alexitimia.

Il questionario si è dimostrato essere uno strumento valido e molto efficace per la misurazione di questo costrutto psicologico, oltre a presentare una buona validità convergente, discriminante e concorrente.

3. Presenza di disturbi psichiatrici

Scala di Hamilton per l'Ansia (HAS). Consiste in una scala Likert in cui ciascun punto (item) viene quantificato con un punteggio da 0 a 4. Questa scala si basa sui criteri diagnostici dell'ansia proposti dal DSM-III e viene utilizzata per la valutazione dei disturbi d'ansia tra cui il Disturbo da Attacchi di Panico e il Disturbo d'Ansia Generalizzato. La scala è strutturata in 14 items: alcuni di questi si riferiscono a segni clinici che l'intervistatore deve rilevare durante il colloquio, mentre la maggior parte degli items corrisponde ai sintomi che il paziente riporta. La valutazione dovrebbe basarsi sulle condizioni del paziente negli ultimi giorni e la durata dell'intervista non dovrebbe superare i 30 minuti.

Scala di Hamilton per la Depressione (HDS). È una scala Likert composta da 17 items e viene utilizzata per valutare la presenza di un disturbo depressivo. La valutazione della presenza e dell'intensità dei vari items deve basarsi sulle condizioni del paziente al momento del colloquio, fatta eccezione per alcuni items (ad es. quelli relativi ai disturbi del sonno) per i quali è necessario valutare la condizione del paziente retrospettivamente.

Self-Rating Depression Scale (SDS). Ideato da Zung, è uno strumento molto diffuso nei paesi anglossassoni per la valutazione dei disturbi depressivi. Per quanto riguarda i contenuti, la SDS è in grado di sondare con due o più items cinque dei nove criteri del DSM-III, mentre sembrano insufficientemente indagati i rimanenti quattro criteri (disturbi del sonno, mancanza di energia, sentimenti di non valere nulla o senso di colpa eccessivo, idee e tentativi di suicidio).

State-Trait Anxiety Inventory (STAI). Si compone di due brevi subtest di 20 items ognuno ai quali si risponde usando una scala a quattro livelli di intensità. Il primo subtest si propone di valutare lo stato d'ansia nel momento in cui il test viene somministrato, mentre l'altro subtest misura l'ansia come tratto, cioè la tendenza del soggetto a produrre reazioni ansiose in condizioni specifiche.

EDI 2-Eating Disorder Inventory. Deriva direttamente dalla prima versione di Garner DM del 1983 ed è uno strumento di autovalutazione di sintomi comunemente associati all'Anoressia Nervosa e alla Bulimia Nervosa.

Consta di 64 items, ciascuno con 6 possibilità di risposta (1=sempre, 6=mai), che forniscono punteggi standardizzati su 8 dimensioni, clinicamente rilevanti per la diagnosi dei Disturbi dell'Alimentazione. Il questionario fornisce profili personalizzati che possono essere confrontati con i dati normativi di pazienti con disturbi dell'alimentazione e con i gruppi di controllo. Può, quindi fornire informazioni diagnostiche per i singoli casi ed anche valutare, grazie a successive somministrazioni, l'evoluzione del disturbo e il grado di risposta al trattamento.

Le dimensioni del questionario sono le seguenti:
- IMPULSO ALLA MAGREZZA: questo costrutto descrive "l'impulso a dimagrire", "la ricerca incessante di diventare magri" o la loro antitesi "la paura morbosa di diventare grassi" che costituiscono il centro psicopatologico essenziale di tali disturbi.
- BULIMIA: valuta la tendenza a pensare e ad avere attacchi di incontrollabile alimentazione, le abbuffate, criterio che definisce appunto la Bulimia Nervosa.

- INSODDISFAZIONE PER IL PROPRIO CORPO: riguarda l'insoddisfazione per la forma del proprio corpo in generale o per la dimensione di parti corporee che sono particolarmente coinvolte nei disturbi dall'alimentazione quali la pancia, i fianchi, le cosce. Questo costrutto costituisce un aspetto del disturbo dell'alimentazione.
- INADEGUATEZZA: valuta i sentimenti di generale insicurezza, inutilità, vuoto e mancanza di controllo sulla propria vita. Può essere concettualmente correlato con una bassa autostima e l'autosvalutazione, richiamando lo schiacciante senso di incapacità che è alla base dei disturbi del comportamento alimentare.
- PERFEZIONISMO: misura il limite a cui una persona crede possano arrivare i propri risultati e la lotta per tener fede a perfezionistici modelli di successo nella convinzione che solo modelli molto elevati di performance sono accettabili per se stessi e per gli altri.
- SFIDUCIA INTERPERSONALE: valuta il generale sentimento di alienazione e riluttanza a formare relazioni strette, ad esprimere agli altri pensieri e sentimenti e il bisogno di tenere le altre persone a distanza.
- CONSAPEVOLEZZA ENTEROCETTIVA: si rifà alla confusione ed incertezza nel rispondere in modo preciso agli stati emotivi e nell'identificare certe sensazioni viscerali collegati con la fame e la sazietà.
- PAURA DELLA MATURITÀ: descrive il desiderio di rifugiarsi nella sicurezza.

4. Comportamento di malattia e qualità di vita

IBQ - Illness Behaviour Questionnaire. Il questionario è stato predisposto da Piloswky e Spence nel 1983 e consta di 62 items a risposta si/no per la valutazione del comportamento abnorme di malattia attraverso sette fattori diversi:

1- IPOCONDRIA GENERALE (GH): misura la preoccupazione fobica rispetto alla propria condizione di salute anche se il soggetto è consapevole che le sue preoccupazioni sono esagerate. Alti punteggi sono associati generalmente a Disturbi d'Ansia o Fobici.
2- CONVINZIONE DI MALATTIA (CM): rileva la ferma convinzione di soffrire di un disturbo somatico e l'impossibilità di ricevere rassicurazioni da parte dei medici. Gli items si focalizzano sui sintomi somatici e la qualità del sonno.
3- PERCEZIONE PSICOLOGICO-SOMATICA (PS): è una misura bipolare che individua il focus di attenzione del soggetto. Bassi punteggi indicano che il soggetto rifiuta la possibilità che fattori psicologici possano influire sulla malattia e si focalizza sulla dimensione somatica. Al contrario alti punteggi evidenziano la presenza di una buona percezione psicologica ed una minor attenzione sui sintomi somatici.
4- INIBIZIONE AFFETTIVA (AI): alti punteggi indicano una difficoltà ad esprimere i sentimenti personali, soprattutto se negativi.
5- DISFORIA (AD): rileva la presenza di Ansia, Depressione e senso di tensione.
6- NEGAZIONE (D): alti punteggi su questa scala rilevano la tendenza del soggetto ad attribuire tutti i propri problemi alla presenza di un disturbo organico, negando l'influenza di agenti stressanti interni ed esterni. Soggetti con alti punteggi in questa dimensione affermano che tutti i loro problemi sarebbero risolti se fosse curato il disturbo fisico.
7- IRRITABILITA' (IRR): alti punteggi evidenziano la presenza di sentimenti di rabbia e attriti personali.

Questi sette fattori possono essere utilizzati per evidenziare differenze nel comportamento di malattia nei vari soggetti.

SIP-Sickness Impact Profile. È uno strumento per valutare la Qualità della Vita correlata alla condizione di salute, consiste in 136 items che valutano 12 differenti modalità di disfunzione comportamentale riguardanti il lavoro, le abitudini alimentari, il divertimento, il sonno e il riposo, il comportamento emotivo, la cura della casa, la vigilanza, le interazioni sociali, la cura del corpo e il movimento, la mobilità, la deambulazione e la comunicazione. Queste dimensioni si raggruppano in due fattori principali costituiti dal Funzionamento Fisico e Psicofisico.

Nella compilazione vanno evidenziate solo le frasi che descrivono il proprio stato attuale e che risultano in relazione con la malattia. Fornisce informazioni sul reale funzionamento del soggetto nonché sulla convinzione dello stesso di quanto esso dipenda dalla propria condizione di salute.

L'ampia validazione ne permette un cospicuo uso.

Terapia dei disturbi psichici associati ai disturbi funzionali digestivi

Considerazioni generali

Un trattamento psicofarmacologico o psicoterapeutico va considerato quando il disturbo psichico associato costituisce di per sé un problema per il paziente; ciò accade per esempio quando è presente un episodio depressivo maggiore, ed il soggetto manifesta propositi suicidari, oppure quando sussiste una limitazione alla funzione sociale non giustificata dal solo DFG, o ancora quando esiste un disturbo da somatizzazione che comporta il continuo invio del paziente ad altri specialisti, o infine quando è presente una storia di abuso sessuale o altri traumi che richiedono una terapia più specialistica di quella che il gastroenterologo od il medico di base possono offrire.

La opportunità di instaurare terapie verso il disturbo psicologico associato andrebbe valutata idealmente da una equipe in cui il gastroenterologo collabora naturalmente con altre figure professionali (psichiatra, psicologo, ecc). Equipes integrate di tale specie in Italia sono piuttosto l'eccezione assoluta; nella realtà quotidiana, il gastroenterologo, alla fine della valutazione diagnostica per un DFG, pone al paziente il problema di una comorbidità psicologica dei suoi disturbi, e ne sollecita una visita specialistica con uno psichiatra o un colloquio con psicologo. Spesso, tale suggerimento viene visto con molta diffidenza dal malato, che erroneamente ritiene che il medico non presti la giusta attenzione ai suoi sintomi considerandoli non reali ma immaginari.

Il primo requisito di una terapia rivolta verso il disagio psicologico è quindi che il paziente la accetti, e sia motivato a condurla. Tale aspetto può essere ottimizzato se lo psicologo/psichiatra aiuta il paziente a comprendere che tale terapia rappresenta una parte necessaria di un piano di trattamento integrato psichico e gastroenterologico.

Un secondo aspetto da considerare è che il DFG di per sé può beneficiare di un trattamento psicologico, in particolare nelle forme a predominante estrinsecazione dolorosa (sindrome dell'intestino irritabile, dispepsia, dolore addominale funzionale, dolore toracico non cardiogeno) e/o nelle forme refrattarie alla terapia tradizionale.

Il trattamento psicologico, in questi casi, ha lo scopo di ridurre la percezione del dolore, di massimizzare la capacità del paziente di fronteggiare il DFG ("coping capacity"), e di aiutarlo a migliorare la sua qualità di vita.

L'intervento psicoterapeutico si avvale di:
1) psicoterapia dinamica
2) terapia cognitivo-comportamentale
3) ipnosi/ipnoterapia.

Psicoterapia dinamica

Il trattamento psicoterapeutico dinamico (PD) è basato sull'assunto che il sintomo (ad esempio il dolore addominale) rappresenti una metafora del disagio psicologico sottostante, e come tale vada attentamente ascoltato e considerato. La PD è simile alla psicoterapia breve interpersonale, e richiede una stretta relazione tra paziente e terapista all'interno della quale possano essere evidenziate le difficoltà nelle relazioni interpersonali. Man mano che il paziente prende consapevolezza di tali problemi, può modificare tali difficoltà, determinando in tal modo una riduzione della sintomatologia.

Gli studi disponibili in letteratura sono piuttosto scarsi, e per lo più limitati alla sindrome dell'intestino irritabile (SII). In tale patologia sono disponibili due studi controllati (Guthrie, 1993; Svedlund, 1983) di grandi dimensioni (> 100 pazienti in ciascun studio); nel primo, il gruppo di pazienti sottoposti a PD riportò un significativo miglioramento di vari parametri della SII, e un miglioramento psicologico superiore a quello ottenuto dal gruppo di controllo. Nel secondo, il gruppo trattato con PD mostrò un significativo miglioramento nel dolore addominale e dello score somatico totale rispetto ai controlli, mentre non si osservarono differenze significative quanto a miglioramento psicologico.

Terapia cognitivo-comportamentale

La terapia cognitivo-comportamentale (TCC) consiste in un'ampia gamma di strategie e di procedure miranti a modificare la percezione del paziente circa la propria situazione e la propria capacità di controllare i sintomi gastrointestinali attraverso l'apprendimento di nuove modalità di pensiero e di comportamento, che a loro volta si realizzano mediante esperienza e pratica personale. Il beneficio di tale trattamento è supportato dall'alta prevalenza di ansia e depressione nei pazienti con DFG, nella loro frequente necessità di elevata approvazione sociale, associata a tendenze perfezionistiche, tutte caratteristiche psichiche che rispondono bene alla TCC.

In letteratura esistono numerosi studi controllati; la loro valutazione complessiva è piuttosto difficile, in particolare poiché le metodologie usate nei vari studi differiscono notevolmente. In generale, l'approccio con TCC sembra produrre un miglioramento significativo nei sintomi, compresa la capacità di "coping" e l'attività del paziente, simile o superiore a quello ottenibile con la terapia medica tradizionale, anche se i pazienti trattati con TCC presentano complessivamente nel lungo termine un comportamento evitante meno frequente.

Le varie terapie di tipo TCC proposte comprendono il rilasciamento muscolare progressivo, il biofeedback termale, strategie cognitive di "coping", con focalizzazioni sull'educazione del paziente. In un recente studio (Blanchard 1994), in cui venivano attuate modificazioni di comportamento e di pensiero, e contemporaneamente venivano messe in discussione convinzioni e auto-asserzioni ("self-talk"), è stato osservato un miglioramento significativo nell'80% dei soggetti trattati rispetto a un 10% dei controlli.

Ipnosi e ipnoterapia

Lo stato ipnotico è definibile come attenzione focalizzata o selettiva, indotta mediante "trance" che può essere ottenuta con una varietà di tecniche, dal rilassamento profondo ("deep relaxation") alle visualizzazioni ("imagery") o ad altre tecniche indirette.

Durante questo stato si possono mettere in atto interventi terapeutici che possono essere costituiti da particolari suggestioni impartite dal terapeuta, in forma diretta o indiretta (ad es. metafore).

L'approccio può anche essere di tipo interattivo, con il paziente che comunica con il terapeuta, e può incorporare trattamenti normalmente somministrati con il paziente perfettamente vigile, come la psicoterapia dinamica o tecniche cognitivo-comportamentali.

Nello stato ipnotico il soggetto più facilmente accetta e mette in atto cambiamenti al livello subconscio poiché verosimilmente il pensiero razionale critico è meno attivo, e meno pronto quindi a respingere nuove idee e modelli di comportamento.

Esistono varie strategie utilizzabili durante lo stato ipnotico per modificare i sintomi del DFG e del disagio psicologico associato, che vengono riassunte nella Tabella 15.

L'ipnoterapia (IT) si è dimostrata efficace nel ridurre i sintomi di SII e migliorare la qualità di vita dei pazienti in numerosi trials clinici controllati, ed inoltre si è verificato che tale miglioramento è persistente nel tempo. Rimane incerto al momento attuale il principio di funzionamento della IT, se essa cioè intervenga perifericamente o centralmente a livello della percezione viscerale; è molto verosimile che la sede principale sia quella centrale, dal momento che è stato dimostrato che l'analgesia ipnotica del dolore sperimentale si accompagna ad un aumento del flusso cerebrale a livello della corteccia prefrontale, un'area elettivamente coinvolta nei meccanismi nocicettivi coscienti.

Recentemente è stato messo in evidenza il vantaggio di incorporare l'ipnosi nelle tecniche di tipo cognitivo-comportamentali, anche perché permette una introduzione graduale, dolce e dunque facilmente accettabile per il paziente, dei vari approcci psicoterapeutici, che possono essere normalmente sgraditi o temuti dal soggetto.

È tuttavia essenziale, prima di iniziare il trattamento con IT, sgombrare il campo da tutta una serie di pregiudizi, prevenzioni e miti che riguardano l'ipnosi e che possono agire sia nel senso di aspettative molto superiori al realistico sia di scetticismo infondato.

Tabella 15. Tecniche ipnotiche utilizzabili in pazienti con DFG

Tecnica	Descrizione
Rilassamento	Vedi terapia congitivo-comportamentale
Distrazione	Idem
Visualizzazione	Idem
Suggestioni dirette	Il terapeuta suggerisce la scomparsa del sintomo (es. dolore)
Suggestioni indirette	Il terapeuta suggerisce che il paziente provi benessere
Trasformazione	Il sintomo (es. dolore) si trasforma in qualcosa d'altro (es. calore, ecc.)
Spostamento	Il sintomo si sposta in altre zone del corpo, dove è più tollerabile
Anestesia/analgesia	La parte dolente viene resa insensibile per suggestione diretta o con altre metodiche
Dissociazione	Separazione dell'esperienza diretta mediante suggestione (es. osservazione a distanza, o dissociazione della parte dolente dal resto del corpo)
Distorsione temporale	Viene distorta la percezione del tempo, cosicché i periodi sintomatici vengono avvertiti come brevi e i periodi asintomatici come molto lunghi
Amnesia	Il paziente dimentica i precedenti episodi sintomatici
Regressione d'età	Il paziente viene fatto regredire fino a periodi precedenti l'esordio dei sintomi

Psicofarmacologia

Come già ricordato in precedenza (cfr. ad esempio paragrafo su disturbi psicologici in pazienti con sindrome dell'intestino irritabile), indipendentemente da una eventuale azione causale diretta, la esistenza di una componente psicologica agisce nel senso di favorire la ricerca del consiglio del medico da parte del paziente con DFG (autoselezione del malato).

La terapia farmacologica gastroenterologica del paziente con DFG esula dalla trattazione di questo volume; naturalmente, essa va principalmente rivolta al sintomo predominante (cd. "end-organ therapy"), come ad esempio, l'uso di farmaci procinetici in caso di dispepsia "simil-dismotoria" o di antidiarroici nel caso di SII ad impronta diarroica.

Per quanto riguarda la componente psicologica associata ai DFG, il razionale per l'uso di farmaci psicotropi sta soprattutto nell'elevata comorbidità; come visto in precedenza, circa la metà dei pazienti con DFG presenta depressione e/o ansia associata, che possono rispondere favorevolmente a interventi psicofarmacologici. Inoltre, esistono numerosi dati che supportano l'efficacia degli antidepressivi nella riduzione del dolore cronico. Al momento attuale sono disponibili almeno cinque studi che hanno dimostrato l'efficacia di tali farmaci indipendentemente dall'effetto sul tono dell'umore.

La prescrizione di una terapia psicofarmacologica richiede che la relazione medico-paziente sia ottimale, e che gli agenti farmacologici prescritti rientrino in un piano di trattamento generale graduale e "multicomponente". Il medico deve necessariamente spiegare il razionale scientifico che esiste alla prescrizione di un farmaco non-gastroenterologico a fianco di quelli gastroenterologici sintomo-orientati; è inoltre particolarmente opportuno che vengano spiegati al paziente tanto gli effetti farmacologici che si ricercano con i farmaci psicotropi, quanto i loro potenziali effetti collaterali, nonché le modalità e la durata di somministrazione. Il medico, infine, deve in ogni caso assicurarsi del livello di comprensione di tutto ciò da parte del malato, nonché della sua accettazione di una terapia "centrale", verso la quale può esistere diffidenza, paura, o rifiuto.

Per quanto riguarda il trattamento del sintomo dolore, presente in molti DFG, al trattamento "tradizionale" gastroenterologico si può associare l'uso di farmaci antidepressivi, anche in assenza di una situazione depressiva conclamata; il tipo di farmaco da scegliere va valutato caso per caso poiché i dati disponibili non consentono di motivare la scelta tra un tradizionale triciclico e un più moderno inibitore del reuptake di serotonina (cosiddetti SSRI), sulla base di comprovate differenze di efficacia nell'alleviare la sintomatologia dolorosa presente nei DFG. Inoltre, la risposta individuale alla terapia antidepressiva è altamente paziente-specifica, sia come effetti desiderati che come effetti collaterali, ed è comunque buona norma prolungare il periodo di trattamento a 2-3 mesi prima di reputare il farmaco inefficace e sostituirlo con un altro tipo. In associazione con il farmaco gastroenterologico di riferimento, può essere il caso di consigliare un antidepressivo triciclico nei pazienti con DFG in cui sia presente, oltre al dolore, anche nausea o diarrea, per i noti effetti collaterali anti-colinergici di tali farmaci; viceversa, i SSRI sono verosimilmente più utili in pazienti con dolore e tendenza alla stipsi e/o meteorismo, mancando di tale effetto anti-colinergico.

Gli ansiolitici sono agenti farmacologici efficaci nel trattamento a breve termine dell'ansia, ma il loro effetto di depressione sul sistema nervoso centrale, tra cui va inclusa una possibile modesta e transitoria disfunzione cognitiva, e la dipendenza farmacologica indotta dalle benzodiazepine, rende necessario il consulto con lo psichiatra prima della loro prescrizione di lungo termine o la scelta di terapie alternative dell'ansia associata ai DFG.

Conclusione

Come è stato ampiamente discusso, quando ad un DFG si sovrappone una patologia psichiatrica o psicosociale, ciò che viene modificato è essenzialmente il vissuto del paziente, soprattutto per quanto riguarda la percezione soggettiva della gravità della propria malattia. Un altro elemento che sembra caratterizzare tali situazioni di comorbidità è l'aumento della disabilità funzionale che i pazienti subiscono a causa della loro psicopatologia e che si esprime particolarmente in termini di assenteismo dal lavoro e di maggiore utilizzo delle strutture sanitarie. È infatti stata riscontrata una relazione diretta tra severità della psicopatologia e durata del ricovero in ambiente medico ed utilizzo dei servizi ambulatoriali dopo la dimissione. A ciò si deve aggiungere la spesa sanitaria in indagini invariabilmente negative, in ricoveri orientati alla ricerca di chissà quali malattie non precedentemente riconosciute, in terapie spesso oltre che inutili anche controproducenti. L'associazione di sintomi gastrointestinali e psicologici può poi inficiare o ridurre sensibilmente l'efficacia dei trattamenti proposti, ed alterare la compliance del paziente causando nel medico un senso di frustrazione ed inutilità e nel paziente un malessere ed un'insoddisfazione generale che lo porteranno a rivolgersi ad altri specialisti per arrivare ad una soluzione del suo problema.

Da quanto detto, risulta evidente la necessità di strutturare un tipo di intervento clinico adeguato ad una corretta gestione di problematiche di questo tipo, che riesca a prendere in considerazione la complessità degli elementi medici, psicologici e sociali in gioco.

L'organizzazione e la capacità di intervento delle strutture sanitarie invece, sono ancora pensate solo per "portatori di lesioni", risultando inefficaci ed inefficienti per chi presenta una sintomatologia somatica fortemente condizionata da associati aspetti psicopatologici.

Allo scopo di organizzare un corretto "assessment" diagnostico-terapeutico, è di fondamentale importanza considerare ogni paziente nella sua totalità di individuo, non solo per rilevare la presenza di una condizione di sofferenza psicologica, ma anche per coglierne la richiesta emotiva non sempre manifesta. Per fare questo, bisogna fare molta attenzione alle motivazioni che portano una persona a richiedere l'aiuto di un medico, poiché non affrontare le dinamiche psico-sociali che stanno alla base o che si mantengono in un determinato disturbo renderebbe praticamente vano qualsiasi tipo di intervento. Questo non significa che sia sufficiente affrontare il problema semplicemente demandando il trattamento e la gestione del paziente ad uno psichiatra o ad uno psicoterapeuta. Al contrario, è indispensabile procedere secondo un protocollo clinico combinato ed integrato da parte di medico e psicologo che parallelamente interagiscano e prendano in carico il paziente arrivando a decisioni comuni rispetto a quello che può essere l'approccio migliore: se il malato non è in grado di parlare il linguaggio dell'emotività non potrà migliorare, se affidato unicamente ad uno specialista che utilizza questo tipo di linguaggio, poiché si sentirà ancora una volta non compreso. Al contrario, individuare, indagare ed affrontare gradatamente le problematiche psicologiche che emergono in questo tipo di pazienti, determinerà in loro una maggior consapevolezza delle proprie difficoltà che non riguardano solo la loro condizione fisica, e permetterà di intraprendere un cammino che può condurre alla lenta, difficoltosa, ma duratura risoluzione del disturbo e delle complicanze ad esso correlate.

Glossario

Agorafobia = disturbo d'ansia. Agorafobia è l'ansia o l'evitamento verso luoghi o situazioni dai quali sarebbe difficile (o imbarazzante) allontanarsi, o nei quali potrebbe non essere disponibile aiuto in caso di un Attacco di Panico o di sintomi tipo panico.

Alexitimia = incapacità ad esprimere le emozioni.

Allodinia = sensazione dolorosa connessa all'esplicazione di una funzione (ad es. digestiva) normalmente non percepita come tale.

Ansia (disturbi di) = comprendono una serie di disturbi: 1) Disturbo di Panico Senza Agorafobia; 2) Disturbo di Panico con Agorafobia; 3) Agorafobia senza Anamnesi di Disturbo di Panico; 4) Fobia Specifica; 5) Fobia Sociale; 6) Disturbo Ossessivo-Compulsivo (vedi Tab. 11); 7) Disturbo Post-traumatico da Stress (vedi Tab. 12) ; 8) Disturbo Acuto da Stress; 9) Disturbo d'Ansia Generalizzato; 10) Disturbo d'Ansia Dovuto ad una Condizione Medica Generale; 11) Disturbo d'Ansia Indotto da Sostanze; e 12) Disturbo d'Ansia Non Altrimenti Specificato.

Assi e sistema multiassiale = secondo il DSM-IV la valutazione di interesse psicologico si inquadra su cinque differenti assi, ognuno dei quali fornisce classi diverse di informazioni, potenzialmente importanti per pianificare il trattamento e per predirne l'esito.
Gli Assi I, II e III sono Assi Diagnostici; il I codifica tutti i disturbi psichiatrici, eccetto i Disturbi di Personalità e il Ritardo mentale, che sono codificati sull'Asse II. L'Asse III serve per codificare

tutte le condizioni mediche generali clinicamente pertinenti. Gli Assi IV e V sono Assi non diagnostici: il IV serve per annotare i problemi psicosociali e ambientali clinicamente rilevanti, l'Asse V serve per indicare globalmente il funzionamento psicologico, sociale e occupazionale dell'individuo.

Biopsicosociale (modello di malattia) = proposto da G. Engel nel 1977 tale modello integra i fattori sociali, ambientali e psicologici con quelli più squisitamente biologici nel determinismo di una malattia e nella sua manifestazione sintomatica (Fig. 1). Secondo tale modello, i processi morbosi sono influenzati da tali variabili che interagiscono tra loro in modo complesso causando sia il sintomo somatico sia il danno organico.

Comportamento alimentare (disturbi del) = sono caratterizzati dalla presenza di grossolane alterazioni del comportamento alimentare, e comprendono due categorie specifiche, l'Anoressia Nervosa e la Bulimia Nervosa. Caratteristico dell'Anoressia Nervosa è il rifiuto di mantenere il peso corporeo al di sopra del peso minimo normale. La Bulimia Nervosa è caratterizzata da ricorrenti episodi di "abbuffate" seguiti dall'adozione di mezzi inappropriati per controllare il peso, come il vomito autoindotto, l'uso di lassativi, diuretici o altri farmaci; il digiuno o l'attività fisica praticata in maniera eccessiva. Caratteristica essenziale comune ad entrambi i disturbi, Anoressia Nervosa e Bulimia Nervosa, è la presenza di una alterata percezione del peso e della propria immagine corporea. I Disturbi della Alimentazione che non soddisfano i criteri di nessun specifico disturbo vengono classificati come Disturbi della Alimentazione Non Altrimenti Specificati.

Conversione (disturbo da) = disturbo somatoforme; comporta sintomi ingiustificati di deficit riguardanti le funzioni motorie volontarie e sensitive, i quali potrebbero suggerire una condizione neurologica o medica generale; fattori psicologici appaiono collegati con i sintomi o i deficit.

Depressione maggiore (episodio) = per i criteri diagnostici, vedi Tabella 9.

Dissociativo (disturbo) = la caratteristica essenziale dei Disturbi Dissociativi è la sconnessione delle funzioni, solitamente integrate, della coscienza, della memoria, della identità o della percezione dell'ambiente. Le alterazioni possono essere improvvise o graduali, transitorie o croniche e comprendono i seguenti disturbi:
- Amnesia Dissociativa, che è caratterizzata dalla incapacità di rievocare importanti notizie personali, che è usualmente di natura traumatica e stressogena, e che risulta troppo estesa per essere spiegata con una normale tendenza a dimenticare;
- Fuga Dissociativa, che è caratterizzata dall'allontanamento improvviso e inaspettato da casa o dall'abituale posto di lavoro, accompagnato dalla incapacità di ricordare il proprio passato e da confusione circa la propria identità personale, oppure dalla assunzione di una nuova identità;
- Disturbo Dissociativo dell'Identità (precedentemente Disturbo da Personalità Multipla), che è caratterizzato dalla presenza di due o più distinte identità o stati di personalità che in modo ricorrente assumono il controllo del comportamento del soggetto, accompagnato da una incapacità di ricordare importanti notizie personali che è troppo estesa per essere spiegata con una normale tendenza a dimenticare;
- Disturbo di Depersonalizzazione, che è caratterizzato dal sentimento persistente o ricorrente di essere staccato dal proprio corpo o dai propri processi mentali, mentre rimane intatto il test di realtà;
- Disturbo Dissociativo Non Altrimenti Specificato, che è stato incluso per registrare i disturbi in cui la manifestazione principale è un sintomo dissociativo, ma che non soddisfano i criteri per nessun Disturbo Dissociativo Specifico.

Distimia = la caratteristica essenziale del Disturbo Distimico è un umore cronicamente depresso, presente per la maggior parte del giorno, quasi ogni giorno per almeno 2 anni (Criterio A). Gli individui con Disturbo Distimico descrivono il loro umore come triste o "giù di corda". Nei bambini l'umore può essere irritabile anziché depresso, e la durata minima richiesta è solo di 1 anno. Durante i periodi di umore depresso, sono presenti almeno due dei seguenti sintomi addizionali: iporessia o iperfagia, insonnia o ipersonnia, ridotta energia o affaticabilità, bassa autostima, scarsa capacità di concentrazione o difficoltà nel prendere decisioni e sentimenti di disperazione (Criterio B). Gli individui possono riferire la presenza rilevante di riduzione degli interessi e di autocritica, spesso si vedono come non interessanti o incapaci. Poiché questi sintomi sono divenuti parte dell'esperienza quotidiana dell'individuo (per es., "Sono sempre stato così", "Sono proprio così"), spesso non vengono riferiti a meno che l'intervistatore non l'interroghi direttamente in proposito.

Durante il periodo di 2 anni (1 anno per i bambini o gli adolescenti), gli intervalli liberi da sintomi non durano più di 2 mesi (Criterio C). La diagnosi di Disturbo Distimico può essere fatta solo se il periodo iniziale di 2 anni con sintomi distimici è libero da Episodi Depressivi Maggiori (Criterio D). Se i sintomi depressivi cronici includono un Episodio Depressivo Maggiore durante i primi 2 anni, la diagnosi è Disturbo Depressivo Maggiore, Cronico (se sono soddisfatti i criteri completi per l'Episodio Depressivo Maggiore), o Disturbo Depressivo Maggiore, In Remissione Parziale (se non sono attualmente soddisfatti i criteri per un Episodio Depressivo Maggiore). Dopo i primi 2 anni con Disturbo Distimico, gli Episodi Depressivi possono risultare sovrapposti al Disturbo Distimico. In tali casi ("depressione doppia") vengono diagnosticati sia il Disturbo Depressivo Maggiore che il Disturbo Distimico. Quando l'individuo ritorna alla distimia di base (non sono più soddisfatti i criteri per l'Episodio Depressivo Maggiore ma persistono i sintomi distimici) viene diagnosticato soltanto il Disturbo Distimico.

DSM = nuovo sistema di classificazione dei disturbi psichiatrici, pubblicato dall'American Psychiatric Association nel 1952, e che ha portato poi alla terminologia e classificazione adottati dalla

Organizzazione Mondiale della Sanità con l'International Classification of Diseases (ICD), basato sul sintomo ed elaborato con criteri operazionali, criteri cioè da creare, convalidare ed eventualmente modificare attraverso un processo continuo di validazione e revisione.

Fobia = paura irrazionale persistente concernente uno specifico oggetto, attività o situazione (lo stimolo fobico), che causa il desiderio compulsivo di evitarlo. Ciò porta spesso o all'evitamento dello stimolo fobico, o ad affrontarlo con grande sforzo.

Illness-behaviour (comportamento di malattia) = insieme di modalità con cui un soggetto percepisce, valuta e reagisce a una patologia.

Ipocondria = disturbo somatoforme; è la preoccupazione legata al timore, oppure alla convinzione, di avere una grave malattia, basata sulla erronea interpretazione di sintomi o funzioni corporee.

Ossessivo-compulsivo (disturbo) = Disturbo d'Ansia (vedi Tab. 11). Il Disturbo Ossessivo-Compulsivo è caratterizzato da ossessioni (che causano ansia o disagio marcati) e/o compulsioni (che servono a neutralizzare l'ansia).

Panico (disturbi da attacchi di) = Disturbo d'Ansia. La caratteristica essenziale di un Attacco di Panico è un periodo preciso di paura o disagio intensi accompagnati da almeno 4 sintomi somatici o cognitivi su 13. L'attacco ha un inizio improvviso, raggiunge rapidamente l'apice (di solito in 10 minuti o meno), ed è spesso accompagnato da un senso di pericolo o di catastrofe imminente e da urgenza di allontanarsi. I 13 sintomi somatici o cognitivi sono: palpitazioni, sudorazione, tremori fini o a grandi scosse, dispnea o sensazione di soffocamento, sensazione di asfissia, dolore o fastidio al petto, nausea o disturbi addominali, vertigini o sensazione di testa vuota, derealizzazione o depersonalizzazione, paura di perdere il controllo o di "impazzire", paura di morire, parestesie e brividi o vampate di calore. Gli attacchi che soddisfano tutti gli altri criteri, ma sono caratterizzati da meno di 4 sintomi somatici o cognitivi, sono considerati attacchi paucisintomatici.

Gli individui che richiedono cure per Attacchi di Panico inaspettati descrivono solitamente la paura come intensa e riferiscono di avere pensato di essere in procinto di morire, di poter perdere il controllo, di avere un infarto del miocardio o un ictus, o di "impazzire". Riferiscono di solito anche un desiderio urgente di fuggire dal luogo in cui si sta manifestando l'attacco. Quando gli attacchi diventano ricorrenti, si può ridurre l'intensità della paura. La dispnea è un sintomo comune negli Attacchi di Panico associati con il Disturbo di Panico Con e Senza Agorafobia. È comune arrossire durante gli Attacchi di Panico situazionali collegati all'ansia sociale o prestazionale. L'ansia caratteristica di un Attacco di Panico può essere differenziata dall'ansia generalizzata per la sua natura intermittente, quasi parossistica, e la gravità tipicamente maggiore.

Personalità (disturbo di) = i criteri diagnostici sono i seguenti:
A. Un modello abituale di esperienza interiore e di comportamento che devia marcatamente rispetto alle aspettative della cultura dell'individuo. Questo modello si manifesta in due (o più) delle aree seguenti:
1) cognitività (cioè modi di percepire e interpretare se stessi, gli altri e gli avvenimenti)
2) affettività (cioè, la varietà, intensità, labilità e adeguatezza della risposta emotiva)
3) funzionamento interpersonale
4) controllo degli impulsi.
B. Il modello abituale risulta inflessibile e pervasivo in una varietà di situazioni personali e sociali.
C. Il modello abituale determina un disagio clinicamente significativo e compromissione del funzionamento sociale, lavorativo e di altre aree importanti.
D. Il modello è stabile e di lunga durata, e l'esordio può essere fat-

to risalire almeno all'adolescenza o alla prima età adulta.
E. Il modello abituale non risulta meglio giustificato come manifestazione o conseguenza di un altro disturbo mentale.
F. Il modello abituale non risulta collegato agli effetti fisiologici diretti di una sostanza (per es., una droga di abuso, un farmaco) o di una condizione medica generale (per es., un trauma cranico).

Post-traumatico da Stress (disturbo) = la caratteristica essenziale del Disturbo Post-traumatico da Stress è lo sviluppo di sintomi tipici che seguono l'esposizione ad un fattore traumatico estremo (per i criteri diagnostici, vedi Tabella 12).

Somatizzazione (disturbo da) = disturbo somatoforme, storicamente collegato all'Isteria o Sindrome di Briquet; è un disturbo polisintomatico che comincia prima dei 30 anni, che dura per più anni, e che è caratterizzato dalla associazione di dolore e sintomi gastro-intestinali, sessuali e pseudo-neurologici (per i criteri diagnostici, vedi Tabella 13).

Somatoforme (disturbo) = presenza di sintomi fisici che fanno pensare ad una condizione medica generale, da cui il termine somatoforme, e che non sono invece giustificati da una condizione medica generale, dagli effetti diretti di una sostanza, o da un altro disturbo mentale (per es. il Disturbo di Panico).
I sintomi devono causare significativo disagio o menomazione nel funzionamento sociale, lavorativo, o in altre aree. A differenza dei Disturbi Fittizi e della Simulazione, i sintomi fisici non sono intenzionali (cioè sotto il controllo della volontà). I Disturbi Somatoformi differiscono dai Fattori Psicologici che influenzano le Condizioni Mediche per il fatto che non vi è nessuna condizione medica generale diagnosticabile a cui possano essere pienamente attribuibili i sintomi fisici. Il raggruppamento di questi disturbi in una unica sezione è basato sulla utilità clinica (cioè la necessità di escludere condizioni mediche generali occulte o eziologie legate all'effetto di sostanze per i sintomi fisici), piuttosto che

su convinzioni riguardanti un meccanismo patogenetico o una eziologia comuni. Questi disturbi vengono spesso riscontrati nelle consultazioni mediche generali.

Stress = risposta di un organismo ad una qualsiasi sollecitazione esterna che richieda un adattamento: un evento stressante è quindi un qualunque stimolo fisico o psicologico che colpisce un individuo, la cui risposta viene mediata da fattori personali (esperienze passate, attitudini, meccanismi di adattamento), culturali e dalle condizioni di vita attuali di ogni individuo considerato.

Umore (disturbi dello) = emozione pervasiva e prolungata che colora la percezione del mondo. Gli esempi comuni di umore comprendono depressione, esaltazione, rabbia e ansia. A differenza di affetto, che si riferisce a cambiamenti più fluttuanti del "clima" emotivo, umore si riferisce a una "atmosfera" emotiva più pervasiva e durevole.

I tipi di umore comprendono:
disforico = Umore spiacevole come tristezza, ansia, o irritabilità.
esaltato = Sentimento esagerato di benessere, euforia o esaltazione. Una persona con l'umore esaltato può riferire di sentirsi "su", "in estasi", o "al settimo cielo".
espansivo = Mancanza di inibizione nell'esprimere i propri sentimenti, spesso accompagnata da sopravvalutazione della propria importanza o significato.
eutimico = Umore nei "limiti della norma", il che comporta l'assenza di depressione o di esaltazione.
irritabile = Facilità ad irritarsi e ad arrabbiarsi.

Bibliografia essenziale

American Psychiatry Association (1994) Diagnostical and Statistical Manual of Mental Disorders, 4th ed. American Psychiatry Association, Washington, D.C.

Chattat R, Bazzocchi G, Balloni M, Conti E, Ercolani M, Zaccaroni S, Grilli T, Trombini G (1997) Illness behaviour, affective disturbance and intestinal transit time in idiopathic constipation. J Psychosom Res 42(1):95-100

Creed F (1998) Psychopathology of functional disorders of the gut. In: Phillips SF, Wingate DL (eds) Functional disorders of the gut. Churchill Livingstone, London, pp 71-97

Delvaux M, Denis P, Allemad H (1997) Sexual abuse is more frequently reported by SII patients than by patients with organic digestive diseases or controls. Results of a multicenter study. Eur J Gastroenterol Hepatol 9:345-352

Drossman DA, Li Z, Andruzzi E et al (1993) Household survey of functional GI disorders: prevalence, sociodemography and health impact. Dig Dis Sci 38:1569-1580

Drossman DA (1996) Gastrointestinal illness and the biopsychosocial model. J Clin Gastroenterol 22:252-254

Drossman DA, Creed FH, Fava GA, Olden K, Patrick DL, Toner BB, Whitehead WE (1995) Psychosocial aspects of the functional gastrointestinal disorders. Gastroenterol Int 8:47-90

Drossman DA, Creed FH, Olden KW, Svedlund J, Toner BB, Whitehead WE (1999) Psychosocial aspects of the functional gastrointestinal disorders. Gut 45(Suppl II):II25-30

Drossman DA (1991) Illness behaviour in the irritable bowel syndrome. Gastroenterol Int 4:77-81

Engel GL (1977) The need for a new medical model: a challenge for biomedicine. Science 196:129-136

Levenstein S, Prantera C, Varvo V, Scribano ML, Berto E, Luzi C, Andreoli A (1993) Development of the perceived stress questionnaire: a new tool for psychosomatic research. J Psychosom Res 37(1):19-32

Naifeh KH (1996) Psychometric testing in functional GI disorders. In: Olden KW (ed) Handbook of functional gastrointestinal disorders. M Dekker, New York

North CS, Alpers DH, Thompson SJ, Spitznagel EL (1996) Gastrointestinal symptoms and psychiatric disorders in the general population. Findings from NIMH epidemiologic catchment area. Dig Dis Sci 41:633-640

Olden KE (ed) (1996) Handbook of functional gastrointestinal disorders. M Dekker, New York, pp 1-403

Pilowsky I, Spence ND (1982) Manual for illness behaviour questionnaire (IBQ). University of Adelaide, Adelaide, Australia

Quartero AO, Post MWM, Numans ME, de Melker RA, de Wit NJ (1999) What makes the dyspeptic patient feel ill? A cross sectional survey of functional health status, *Helicobacter pylori* infection, and psychological distress in dyspeptic patients in general practice. Gut 45:15-19

Talley NJ, Owen BK, Boyce P, Paterson K (1996) Psychological treatment for irritable bowel syndrome: a critique of controlled treatment trials. Am J Gastroenterol 91:277-286

Whitehead WE, Bosmajian L, Zonderman AB, Costa PT, Schuster MM (1988) Symptoms of psychologic distress associated with irritable bowel syndrome. Comparison of community and medical clinic samples. Gastroenterology 95:709-714

Whitehead WE, Crowwell MD, Robinson JC, Heller BR, Schuster MM (1992) Effect of stressfull life events on bowel symptoms: subjects with irritable bowel syndrome compared to subjects without bowel dysfunction. Gut 33:825-830

Whorwell PJ, Gonsalkorale W (1998) Chronic abdominal pain. In: Phillips SF, Wingate DL (eds) Functional disorders of the gut. Churchill Livingstone, London, pp 98-120

Wiklund I, Butler-Wheelhouse P (1996) Psychosocial factors and their role in symptomatic gastroesophageal reflux disease and functional dyspepsia. Scand J Gastroenterol 31(suppl 220):94-100

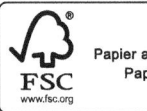

If you have any concerns about our products,
you can contact us on
ProductSafety@springernature.com

In case Publisher is established outside the EU,
the EU authorized representative is:
**Springer Nature Customer Service Center GmbH
Europaplatz 3, 69115 Heidelberg, Germany**

Printed by Libri Plureos GmbH
in Hamburg, Germany